医療従事者のための

接遇
セルフブランディング

~ファンづくりの方法教えます!~

川崎　藍

クリニコ出版

はじめに

この本をお手に取っていただき、ありがとうございます。この本は、医療従事者のみなさまのご苦労やお悩みからスタートしました。

患者さんが怒鳴る・気力がなく服用や治療に協力的でない・わがままで伝わらない・上司が怖い・部下の気持ちがわからない・無視された・自分勝手にふるまうスタッフ、このようなご苦労をされている方がいらっしゃいます。

そして、

「どのように伝えたら良いか」

「どのように接したらよいか」

「どのように心を落ち着かせたらよいか」

あなたはどうですか？

医療従事者のみなさまのお気持ちを知りたいと思い、コミュニケーションのお困り事と喜びを感じる事はなにか？ ４００名以上の医療介護従事者にアンケートを実施しました。

患者さんとのお困り事一位「苦手な患者さんとの接し方」※怒鳴る、クレーム、非協力的

良かった事一位「ありがとうと言ってもらえた」

スタッフ間でお困りの事一位「苦手なスタッフの接し方」

良かった事一位「協力連携できたこと」という結果でした。


「切実な悩みにおびえないで欲しい」

「喜びを感じる事を増やして欲しい」

「ありがとうと言い合える協力的な人間関係を目指して欲しい」

医療接遇ブランディング講師としてお役に立ちたい、熱い思いがこみ上げました。

コロナ禍で疲弊しながら、自分を犠牲にして命を繋いでくださっている医療従事者のみなさまをテレビで拝見し、尊敬と敬意と感謝の気持ちが溢れてきました。

健診施設の医療従事者のみなさまは、私たちが健康に過ごせるよう、笑顔でサポートしています。

透析クリニックのスタッフのみなさまは、もしかしたらご家族より長い時間を患者さんと過ごし、苦痛を減らして命を繋ぐために学んでいます。


医療従事者の皆様が幸せにイキイキと働いてほしい。

この本では、「あなたで良かった、この病院で良かった、ありがとう」と言っていただけるスムーズな治療を目指して圧倒的な存在力になる、自分づくりの方法、ファンづくりの方法を、その心の持ちようから、印象スタイル、表現スタイルと命名してお伝えします。

目次

はじめに……2

第1章 接遇セルフブランディング……9
1 接遇セルフブランディングとは
2 なぜ接遇セルフブランディング　効果は？
3 なぜ接遇セルフブランディングが医療現場で必要か？
4 接遇セルフブランディングから真の協力関係を得る

第2章 あなたらしい存在力「なりたい自分」を知る……23
1 存在力のある人の印象を知る　モデリング
2 職場の病院・クリニックのブランディングを知る
3 あなたらしい存在力「なりたい自分」の印象を知る　VISION
4 患者さんと共有したい価値観や夢はなんですか？言語化してみよう

第3章　存在力のある人の「真の接遇力」……29
1　真の接遇力とは
2　存在力のある人の「寄り添い方」
3　存在力のある人の「心の持ち方」
4　存在力のある人の「思いやりスタイル」

第4章　存在力のある人の「印象スタイル」……43
1　第一印象は一瞬で決まる
2　あなたの印象は？
3　存在力のある人の「身だしなみ」
4　存在力のある人の「姿勢態度」

第5章　存在力のある人の「表現スタイル」……65
1　表情
2　挨拶
3　好感のある声
4　所作
5　言葉遣い

6 電話対応
7 ビジネス文書
8 会話力
傾聴術
伝え方
相手の心を動かす話し方
患者さん対応術
9 クレーム対応
10 部下の聞く姿勢・上司の伝え方 ハラスメント基礎知識

第6章

存在力のある人の「セルフマネジメント」…… 179
1 5S リスクマネジメント
2 教わり方・聞く姿勢
3 謝り方
4 報告・連絡・相談
5 効率的に
6 目標管理をして目的を遂行する
7 優先順位と時間管理

8　セルフモチベーション
9　ストレスマネジメント
10　感情コントロール
11　健康管理　疲労の防止は心労の防止

第7章　なりたい自分に近づく　接遇セルフブランディング……213
1　なりたい自分に近づく挑戦
2　なりたい自分に近づく自己紹介
3　もっと簡単に「キャッチコピー」

謝　辞……222

本文中たびたび現れるワークへという表記は、巻末のワークの表と連動しています。

※1　人間関係の悩み分析・コミュニケーションで良かった事分析　ワークへ←

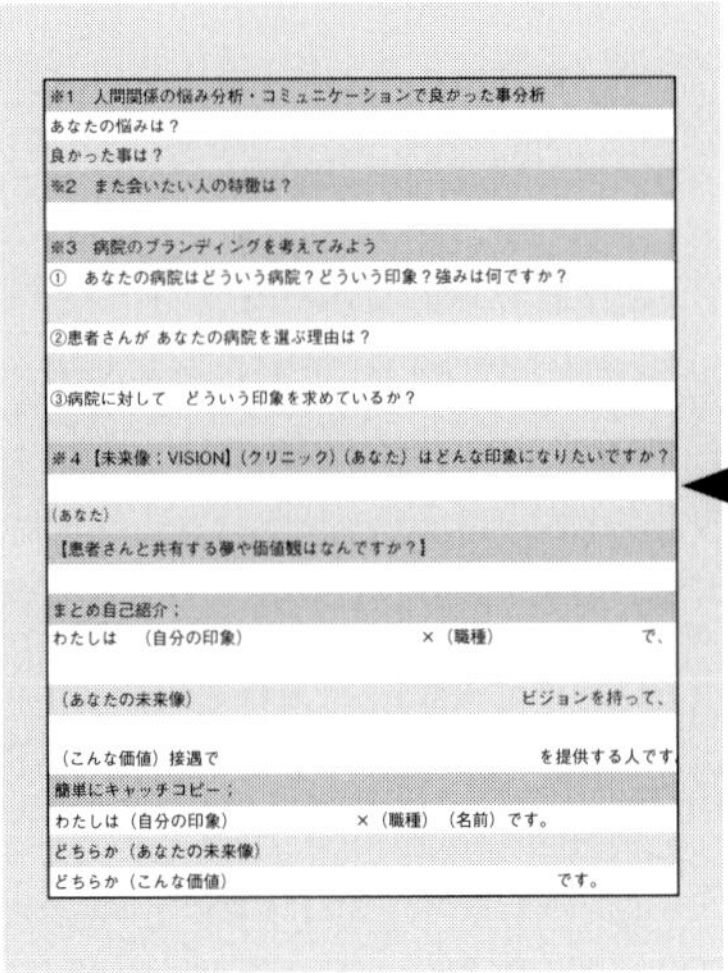

※1　人間関係の悩み分析・コミュニケーションで良かった事分析
あなたの悩みは？
良かった事は？
※2　また会いたい人の特徴は？
※3　病院のブランディングを考えてみよう
①　あなたの病院はどういう病院？どういう印象？強みは何ですか？
②患者さんが あなたの病院を選ぶ理由は？
③病院に対して　どういう印象を求めているか？
※4【未来像：VISION】（クリニック）（あなた）はどんな印象になりたいですか？
（あなた）
【患者さんと共有する夢や価値観はなんですか？】
まとめ自己紹介；
わたしは　（自分の印象）　×（職種）　で、
（あなたの未来像）　ビジョンを持って、
（こんな価値）接遇で　を提供する人です。
簡単にキャッチコピー；
わたしは（自分の印象）　×（職種）（名前）です。
どちらか（あなたの未来像）
どちらか（こんな価値）　です。

第1章

接遇セルフブランディング

1　接遇セルフブランディングとは

接遇で幸せになる、未来の自分づくりをしてみませんか？

わたしは、接遇という言葉が好きです。接客サービスという言葉より重みがあり、利他愛、礼儀礼節、敬意、尊敬、リスペクト、思いやり、相手に寄り添うなど、心の持ちようが大きいと思っています。

接遇とは、相手の心や状況に寄り添い、納得や満足していただくという意味があります。

まず、あなたが相手に「感じの良い人」「素敵な人」「思いやりのある人」「信頼できる人」「安心できる人」と思ってもらうための自分づくりをすることをお勧めします。

そして、簡単に言えば、セルフブランディングとは ファンづくりです。

ブランドとは？あなたの今ある在り方（価値観・姿勢・信念・思想・哲学）や、こうなりたい在り方（夢やビジョン）のことです。

人間関係において、今ある在り方や、こうなりたいという在り方を（ブランド）、接遇で自分づくりとファンづくりをすることが、接遇セルフブランディングです。

「推し」のアイドルやアーティスト、スポーツ選手はいますか？　「推し」の世界観や唯一無二の価値観に惹かれ、空間や時間を共有したり、一緒に夢を追いかけていませんか？「応援したい」「サポートしたい」と熱狂的な気持ちになります。

「職場を良くしたい」「患者さんに喜ばれる治療をしたい」「笑顔溢れる人になりたい」という価値観や夢を患者さんやスタッフと共有して長期的なファンになっていただくことを、目指してほしいのです。

2　接遇セルフブランディング　効果は？

効果効能は、**相手（患者さん・スタッフ）と、夢や価値観を共有して、長期的な協力関係になることです。「あなたに頼みたい」「あなたじゃなきゃ」とあなたのファンになってもらうことです。**

患者さんとの間に具体的な効果があらわれます。

・「自分が大切にされている」「治療を任せたい」という安心感と信頼感が得られる
・会話が弾み、情報収集がしやすくなるため治療方針が立てやすくなる
・満足度があがる
・文句やクレームが少なくなる

⇩　あなたに協力的になります。

スタッフ同士でも効果があります。

・人的ミスの防止
・職務に集中でき、能力を発揮できる
・情報共有や連携ができる
・人間関係のストレス軽減
・モチベーションの維持

⇩ チームとしての協力関係は最強です。

病院クリニックへの貢献もあります。

・職場が良い雰囲気になる
・質の高い業務が提供できる
・人材の活性化
・離職者の減少
・信頼が増し承認度が上がる
・評判が良くなり患者さんが増える

⇩ 協力関係は発展と幸せな医療を提供できます。

接遇で自分づくりとファン作りをすると、悩みが喜びに変わります。

具体的にどんな悩みがあるか背景を考えてみましょう。

3　なぜ接遇セルフブランディングが医療現場で必要か？

「はじめに」でお話した、４００名以上の医療介護従事者のアンケート結果を示します。患者さんに対するコミュニケーションで【お困りの事】の結果です。１位は、「苦手な患者への接し方」です。わがままな患者、怒る患者、怒鳴る患者、無視する患者、態度が悪い患者、という回答がありました。

患者さんと長い時間接する透析医療の現場でも、苦手な患者さん像があげられています。

▼自己中心的で自己主張が強く、スタッフの話を聞こうとしない
▼神経質で些細な事でも気になり訴える
▼抑うつ的で悲観的
▼演技的で注意を引こうと大声を出し怒鳴る
▼特別意識があり、特別扱いを求める
▼依存心が強すぎる
▼スタッフや他の患者への関心が強く、お節介を焼く

近年、高齢者の傷害事件の検挙数が増え、「キレる高齢者」という言葉をよく聞きます。加齢による前頭葉や側頭葉の萎縮のために大きな性格変化が起こり、攻撃的になったり、被害妄想を持ち、気分障害を起こすようになるとも言われています。また、カスタマーハラスメントやモンスターペイシェントという言葉が生まれました。高齢者に限らず、苦手な患者さんが増えてきています。

2位は、「聞き取り困難」です。認知症の患者、難聴の患者、ろれつ症の患者の聞き取りが難しいという回答でした。認知症の方との会話では、会話が噛み合わないことや、会話をしたがらないという傾向があるようです。また、聞いて理解する事や、読み書きも困難になるそうです。

3位は、「伝え方」です。治療説明や服用の説明など、理解していただけない時、困るという回答です。2位のような認知症や難聴が原因となって、ご理解いただけない事も多いのではないかと推察できます。

4位は、「会話が苦手」という回答です。ジェネレーションギャップから、何を話したら良いかわからないというお声や、患者さんとの距離感が難しい、忙しさのために会話を避けてしまうという回答でした。クレーム対応や、個人情報を聞かれる、嘘が多いなどの回答もありました。

皆さんのご苦労がひしひしと伝わってきます。

スタッフ間での【お困り事】はどうでしょうか？

1位は、「苦手なスタッフとの接し方」です。自己中心的なスタッフ、パワハラ上司、機嫌が悪いスタッフ、話しにくいスタッフに対してどう接したらよいかお悩みが多いという結果でした。医療現場は、命と直結しているため、ミスが許されない状況で、物事をはっきりと決断しなければいけないことに加え、独自のルールや古いルールがあるため、威圧的な言い方をされてしまうことが多々あるようです。好き嫌いをあからさまにあらわすスタッフや、気分で態度が変わる人、文句ばかりの人とのコミュニケーションが難しいと感じているようです。

2位は、「報連相、情報共有ができない」です。「聞いていないよ」「この件どうなってる？」など治療や業務を進めるうえでの協力が取れていないというお悩みでした。次に関わるスタッフや患者さんのお気持ちを考えていない残念な状況です。

3位は、「伝え方が難しい」です。上司へ意見が言えない、会話の適度な切り上げ方、ため口になってしまうという内容が多くみられました。他にも、敬語が使えない、会話が苦手だから壁を作る、仕事がつらい、他職種から見下されるなどの回答がありました。

■患者さんとのコミュニケーションでお困りの事

お困りの事	割合(%)	職種	人数
苦手な患者の接し方(わがまま・怒る・無視・態度が悪い)	29.3	臨床工学技士	21
		看護師	58
		助手	13
		事務	2
		送迎	6
		介護職	26
		その他	2
伝え方(理解していただけない)	11.4	臨床工学技士	9
		看護師	12
		助手	3
		事務	7
		送迎	2
		介護職	13
		その他	4
聞き取り困難(認知症・難聴・ろれつ障)	11.4	臨床工学技士	8
		看護師	18
		助手	2
		事務	6
		送迎	6
		介護職	10
		その他	0
会話が苦手(ジェネレーションギャップ・忙しい・距離感)	4.6	臨床工学技士	5
		看護師	6
		助手	1
		事務	4
		送迎	1
		介護職	0
		その他	3
聞き取り困難(声が小さい・わからない・嘘)	2.7	臨床工学技士	0
		看護師	6
		助手	1
		事務	2
		送迎	0
		介護職	3
		その他	0
個人情報を聞かれる	1.6	臨床工学技士	2
		看護師	4
		助手	0
		事務	1
		送迎	
		介護職	
		その他	
クレーム対応	1.1	臨床工学技士	2
		看護師	3
		助手	0
		事務	0
		送迎	0
		介護職	0
		その他	0
多職種対応困難	0.2	事務	1
未回答・特になし	37.5	臨床工学技士	11
		看護師	31
		助手	26
		事務	40
		送迎	19
		介護職	24
		その他	13

■スタッフ間のコミュニケーションでお困りの事

お困りの事	割合(%)	職種	人数
苦手なスタッフ対応 (自己中、機嫌、 言いにくい、パワハラ)	13.1	臨床工学技士	15
		看護師	22
		助手	3
		事務	7
		送迎	
		介護職	11
		その他	4
報連相、情報共有ができない	9.7	臨床工学技士	6
		看護師	14
		助手	2
		事務	5
		送迎	6
		介護職	11
		その他	2
伝え方困難 (上司、話の切り上げ方、 難聴、ため口)	7.8	臨床工学技士	1
		看護師	17
		助手	2
		事務	5
		送迎	
		介護職	12
		その他	
接し方困難 (距離感、ジェネレーション ギャップ、スキルない)	7.6	臨床工学技士	3
		看護師	9
		助手	2
		事務	4
		送迎	2
		介護職	12
		その他	4
他部門との連携が難しい	4.9	臨床工学技士	5
		看護師	1
		助手	5
		事務	1
		送迎	1
		介護職	9
		その他	1
敬語使えない(あだ名)	0.6	臨床工学技士	2
		看護師	1
聞き取り困難	0.4	看護師	2
つらい (仕事、多職種から見下される)	0.4	看護師	1
		送迎	1
会話苦手(壁作る)	0.2	看護師	1
未回答・特になし	55.2	臨床工学技士	32
		看護師	71
		助手	31
		事務	44
		送迎	36
		介護職	36
		その他	11

いかがでしょうか？

このような背景の患者さんに向き合って治療を続けることは困難です。怒りは不安の裏返しである場合が多いと言われています。患者さんの心理過程、不安を理解して共感し、不安を取り除くよう寄り添っていく必要があり、これこそが患者さんの心と状況に寄り添う接遇なのです。

スタッフのコミュニケーションの悩みは、切実な悩みです。最近では、ネット社会で育った若者たちが、「リスクを負いたくない」、「目立ちたくない」、「安心安全でいたい」という気持ちが強く、上司からは、いったい何を考えているのかわからないといったお話をお聞きします。いい子症候群やゼロリスク思考という言葉も生まれています。価値観や性格の違い、時代背景（ジェネレーションギャップ）が違うスタッフと共に、患者さんが満足していただける治療というゴールに向かって長い時間協力連携しなければいけません。接遇を通して自分づくりをして欲しいと願っています。

4　接遇セルフブランディングから真の協力関係を得る

アンケートの患者さんとのコミュニケーションで【良かった事】はなんでしょうか？

1位は、「感謝の言葉をもらえた時」です。「ありがとう」や「安心する」と言っていただけたときに喜びを感じたという結果です。本当に嬉しいですね。

2位は「患者さんの笑顔」です。挨拶時の笑顔や、喜んでもらえた時の笑顔、安心してもらえた時の笑顔を見て良かったと感じたという結果でした。

3位は、「信頼関係」です。共感できた、聞き取りしやすい事、スムーズな治療、未然にクレームを防げた事が良かったという結果です。また、以前の会話を覚えていてくれた事や、人生のアドバイスをもらった事、理解していただけたこと、体調の変化に気づけたという回答もありました。


スタッフのコミュニケーションで【良かった事】

1位は、「協力できる」です。フォローしてもらった、連携できたという回答が多かったです。

2位は、「信頼関係」です。笑顔、相談できる、共感しあえる、思いやりを感じた時に嬉しく感じるとの回答でした。

3位は、「情報共有でスムーズな業務」です。その他には、「感謝の言葉」「成長できた」「仕事が楽しい」がありました。

みなさんの回答を拝見して、ほっこり嬉しくなりました。

■患者さんとのコミュニケーションで良かった事

お困りの事	割合(%)	職種	人数
感謝の言葉をもらえた時（安心する、落ち着く）	19.8	臨床工学技士	9
		看護師	30
		助手	11
		事務	13
		送迎	11
		介護職	17
		その他	4
笑顔（安心、喜ぶ、挨拶）	18.6	臨床工学技士	9
		看護師	22
		助手	3
		事務	8
		送迎	5
		介護職	38
		その他	4
信頼（共感、スムーズ、聞き取りしやすい、クレーム防止）	15.4	臨床工学技士	13
		看護師	40
		助手	8
		事務	4
		送迎	2
		介護職	3
		その他	4
理解して頂けた時	6.3	臨床工学技士	7
		看護師	11
		助手	2
		事務	4
		送迎	
		介護職	5
		その他	1
会話（覚えてくれた、アドバイスくれた）	5.8	臨床工学技士	7
		看護師	7
		助手	3
		事務	3
		送迎	4
		介護職	2
		その他	2
体調の変化に気付けた	1.9	臨床工学技士	2
		看護師	7
未回答・特になし	32.2	臨床工学技士	20
		看護師	42
		助手	27
		事務	19
		送迎	23
		介護職	14
		その他	9

第1章

■スタッフ間のコミュニケーションで良かった事

お困りの事	割合(%)	職種	人数
協力できる（フォロー、連携）	20.0	臨床工学技士	9
		看護師	20
		助手	7
		事務	5
		送迎	11
		介護職	27
		その他	10
信頼（笑顔、相談、共感、思いやり）	18.2	臨床工学技士	4
		看護師	34
		助手	6
		事務	9
		送迎	1
		介護職	15
		その他	12
情報共有でスムーズ	13.3	臨床工学技士	9
		看護師	23
		助手	3
		事務	12
		送迎	2
		介護職	10
		その他	
感謝の言葉	5.2	臨床工学技士	2
		看護師	1
		助手	1
		事務	1
		送迎	
		介護職	17
		その他	1
学べる（成長できた）	2.7	臨床工学技士	2
		看護師	4
		助手	
		事務	2
		送迎	1
		介護職	3
		その他	
仕事が楽しい	1.6	臨床工学技士	2
		看護師	2
		事務	1
		介護職	2
未回答・特になし	39.0	臨床工学技士	28
		看護師	45
		助手	29
		事務	18
		送迎	28
		介護職	17
		その他	8

いかがでしょうか？
苦手な患者さんやスタッフの接し方に悩んでいます。ご自身のコミュニケーションにも悩んでいます。悩みながらも、ありがとうと役に立ちたい、お互い笑顔でいられる信頼関係を築きたい、スムーズな治療をしたい、というお気持ちが結果から伝わってきます。

「どのように伝えたら良いか」「どのように接したらよいか」「どのように心を落ち着かせたらよいか」**接遇で自分づくりとファン作り（接遇セルフブランディング）で、長期的な協力関係を築きましょう。**

あなたも、患者さんも、スタッフも、病院も、社会も、幸せになります。
ぜひ、接遇セルフブランディングで、幸せな医療を目指してください。

※1　人間関係の悩み分析・コミュニケーションで良かった事分析　ワークへ←

第2章

あなたらしい存在力「なりたい自分」を知る

1 存在力のある人の印象を知る　モデリング

また会いたいと思う人はいますか？　美容院やお洋服屋さん、レストランやホテル、コールセンターの方やカフェ店員など今までにお会いした接客スタッフやお店の方で「感じがいい」「印象が良い」方にお会いしたことがあると思います。あのお店のあのスタッフにまたお願いしたい、リピーター常連になりたいという経験はありますか？

また会いたい人の特徴はなんでしょうか？

笑顔・丁寧な接客・共感してくれた・褒めてくれた・良く聞いてくれる・欲しいものをわかってくれている・前の話を覚えてくれていた・名前で呼んでくれるから特別感を感じる、など挙げられます。

もっと存在力のある、また会いたい人はいますか？両親や親友、恩師、上司や同僚など、自分を理解してくれる人や、自分を変えてくれた人にはどんな特徴があるでしょうか？

激励してくれた・褒めてくれた・遠回しに注意してくれる・自分の過ちを話してくれる・命令しない・顔をつぶさない・期待をしてくれる・喜んで協力する・礼儀を守るなど挙げられます。

ここまでに取り上げた、存在力のある人の印象や特徴を身に着けたいと思います。モデリングとは、憧れの人を具体的に真似ることです。お手本となる憧れの人の行動や価値観を真似することが成功の近道になると言われています。接遇やコミュニケーションで憧れの方や真似したい方はいますか？その方の特徴をぜひ、分析してみてください。そして真似してみてください。それが自分づくりファンづくりの近道になります。

※２　また会いたい人の特徴分析　ワークへ←

2　職場の病院・クリニックのブランディングを知る

あなたのお勤めの病院やクリニックはどういう病院ですか？どういう印象ですか？強みはなんですか？とお考えになる事はありますか？病院の経営者や管理職の皆様は経営運営する上で考えていらっしゃると思います。知っているのと知らないのとでは違います。働くモチベーションや病院の役割、ご自身の役割などの視野や見方が広くなるので考えてみましょう。

【職場はどういう病院ですか？どういう印象ですか？強みは何ですか？】

駅近好立地・閑静な住宅地・長閑な否かの病院・家から近い・通いやすい・地域密着型・明るい雰囲気・アットホームな雰囲気・豊富な診療時間・ネームバリュー・口コミが良い、などの立地や院内の雰囲気、診療所の専門性によっても印象や強みが違います。

【患者さんが選ぶ理由は？　患者さんが求めているであろう強み】

【例】：こんな○○な価値を提供する病院・○○で困ったら職場の病院、という書き方をしてみてください。

例えば、正確な技術を提供する・話しやすい雰囲気がある・安心とスピードを提供する・丁寧な治療・最新の治療・豊富な診療時間・安心できる快適な空間・憩いの空間

お勧めの病院の印象や他病院との違い、提供できる価値を言語化すると、治療するだけではない付加価値が見えてきます。また、病院の理念があるなら理念も大切な価値の指針となります。お勧めの病院の在り方（ブランド）を知って同じ方向へ進めるように知っておくことをお勧めいたします。

※3　病院のブランディングを考えてみよう　ワークへ←

3　あなたらしい存在力「なりたい自分」の印象を知る　VISION

「職場の病院・クリニックのブランディングを知る」のところで、職場の病院はどういう印象か、強みはなにか、患者さんが求めている価値を考えてみました。それを考えながら、【わたしはどんな印象になりたいか？】【病院はどんな印象になりたいか？】VISION未来像を言語化してみてください。

モデリングでも考えました。「こうなりたい」というイメージを言語化することはとても大切ですし、今後のご自身の自分づくりファンづくりの動機の核となる部分になります。

VISION未来像があって、そこに近づくために目標を立てて行動し、それでどうだったか、考えて新たな目標をやってみようとすると、未来像が現実になります。

時期、状況、役職によっても変わってきます。時々、見返すことをお勧めします。

例えば、「ありがとうが溢れる職場にしたい」「ありがとうと言ってもらえる私になりたい」こんなVISIONをイメージします。私が大切にしている価値観は貢献です。お役に立ちたい、喜んでほしいという気持ちが強く、それが使命と感じています。目標は、相手が何をして欲しいか、何をしたら喜ぶかを想像して提案できるようになるために、自分の価値観と違う人の話に共感することや、その立場になって想像すること、また、直接質問して理解することを実践しています。元来マイペースなタイプでしたので、訓練中です。

そして自分から「ありがとう」を沢山お伝えしたいと思っています。

みなさんもＶＩＳＩＯＮ未来像のイメージを言語化してみてください。

「在り方」「どう在りたいか」ご自身のブランドを、自分づくりの核となる動機になります。

4　患者さんと共有したい価値観や夢はなんですか？言語化してみよう

患者さんはあなたや病院の世界観や雰囲気、唯一無二の価値観に惹かれ、一緒の空間や時間を共有したり、一緒に夢を追いかけて行きたいと思っています。お互いが「応援したい」「サポートしたい」と熱狂的な気持ちになります。「あなたでなきゃダメ」、そう思っていただけるために、どんな価値観や夢を共有したいですか？どうしたら患者さんが幸せになるでしょうか？

「笑顔になる場所」「話しやすい安心感」「憩いの場」「心も体も元気になる」「チームワーク」「人生の生きがいやりがいサポート」「第二の家」「心のよりどころ」など、あなたはどんな言葉を言語化しましたか？

「在り方」「どう在りたいか」ご自身のブランドを、ファンづくりの核となる動機になります。

※４「ＶＩＳＩＯＮ未来像」・「共有したい価値観や夢」を考えよう　ワークへ

第3章

存在力のある人の「真の接遇力」

1　真の接遇力とは

接遇とはなんでしょうか？「はじめに」でも触れていますが、

接遇とは、「患者さんの状況や心に寄り添って、満足感と納得感を提供する」ということです。接客とは、「お客様に失礼がなく、不快感を与えずにサービスを提供する」という意味があります。ご覧いただいたように接客と接遇には大きな違いがあります。特に、介護現場や医療現場では、おもてなしや失礼がないサービスだけでは難しいと考えられます。生きていくための生活のサポート、治療をするために、利用者や患者さんの状況と心に寄り添って不安を減らし、安心、満足していただく事を提供する必要があります。また、尊厳、敬意、礼儀礼節など日本語には奥ゆかしく美しい言葉や、相手を重んじる表現方法がたくさんあります。最近は忘れてきていて、海外の人の方が重んじてくださっています。尊厳、敬意、礼儀礼節など重んじる言葉や、表現方法をもう一度振り返っていただきたいものです。

存在力のある人の接遇力は、

「相手の気持ちに寄り添って満足感と納得感を提供する」
「自分の気持ちを大切にし、心を表現する」ことです。

2　存在力のある人の「寄り添い方」

接遇力の1つ目「相手の気持ちに寄り添って満足感と納得感を提供する」の寄り添い方について考えてみたいと思います。相手の心の中を覗いてみましょう。

氷山の絵は、相手の心の階層構造です。海面に見えている氷山は「した・いった・聞いた」といった、言動の見える部分です。次に海の中の見えない部分は「思う・考えた・理由」思考です。この辺りまでは言動を見て経験から理解できる部分です。さらに海の深い部分は「感じた・気分」感情です。この部分も表情や話し方や経験で理解できる時とわからない時があります。さらに心の奥には「したい・して欲しい」願望の部分があります。そして本人も気づきにくい「本当はしたい・本当はして欲しい」潜在ニーズです。そして「あなたの使命・生まれてきた意味」潜在意識という、6つの階層構造で成り立っています。相手の心のどの部分に私たちは寄り添う事ができるでしょうか？

心の階層構造

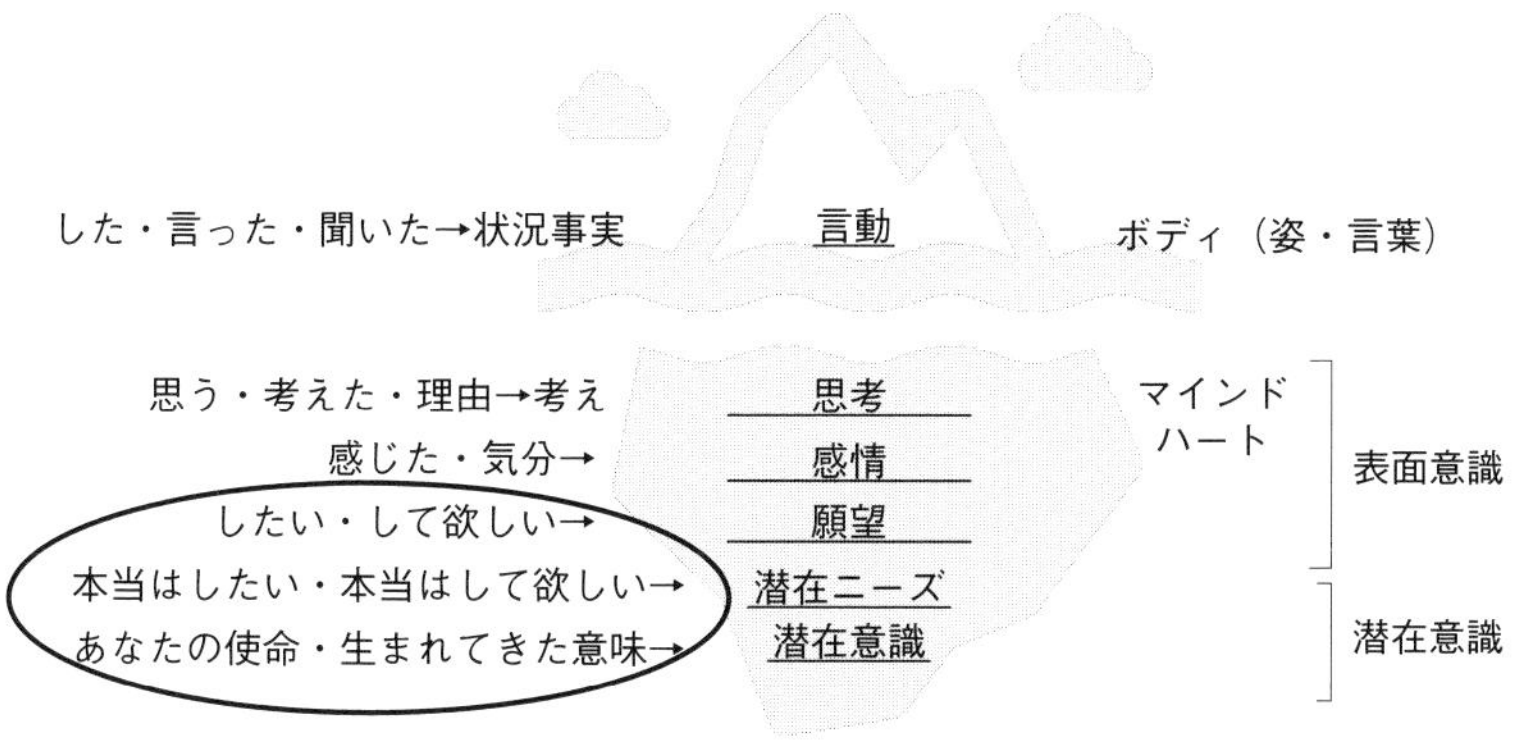

存在力のある人の寄り添い方は、「したい・して欲しい」願望、「本当はしたい・本当はして欲しい」潜在ニーズに寄り添うことです。

寄り添うことが出来れば、相手が望む満足感と納得感を提供できます。

苦手な患者さん、苦手なスタッフに「どう接したら良いか」の答えがここにあります。距離をおきたい、近づきたくないとご自身を守るために思うことは間違っていません。でも、相手は何かを「したい・して欲しい」と切実に思っています。

寄り添い続けてください。接遇研修を受けて、怒鳴る苦手な患者さんにどうしたいのか真剣にお話をお聞きした所、向き合えるようになり、「お前いいやつだな」と言ってもらえたと、嬉しそうに話してくださいました。

苦手な患者さん、苦手な職員に、寄り添い続ける接し方で自分も相手も変化でき協力関係が生まれます。

「報連相」がなく、協力連携できないという職場のお悩みも、相手が気持ちよく業務を進めるうえで、何をしてほしいか、と考え寄り添う、それが答えです。

3　存在力のある人の「心の持ち方」

接遇力２つ目の「自分の気持ちを大切にし、心を表現する」の**心の持ち方**について考えてみましょう。

今度は自分の心の中を覗いてみます。「**したい・本当はして欲しい**」潜在ニーズ、「**あなたの使命・生まれてきた意味**」**潜在意識の深い部分の、心の本質を育んで表現してください。**

バリデーションセラピーの介護専門家ナオミ・ファイルは人間の心には３つの願いが埋め込まれていると提唱しました。脳の一部が認知症で機能しなくなったお年寄りでも直接心に訴えたり感情の交流ができることを発見したのです。

・**役に立ちたい願望**　誰かのために生きたい、人とつながりたい、必要とされたい、喜ぶ顔が見たい
・**愛を与えたい願望**　心配する、仲良くなりたい、守りたい、してあげたい、敬いたい、関心を持ちたい、感謝を言いたい、思いやりたい
・**感情を開放したい　素直になりたい願望**　ありのままの自分でいたい

皆さんの心の中にも3つの願いが埋め込まれていますが、日本人は表現が苦手です。思っていても表現しなければ伝わりません。大切に育んで心を表現してください。

コミュニケーションが希薄な家庭環境や出会ってきた人との経験や不信感でこの3つの願いが良くわからない方もいらっしゃいます。

「本当はしたい・本当はして欲しい」潜在ニーズ、「あなたの使命・生まれてきた意味」潜在意識の深い部分の、心の本質を1つでもよいので、意識して育んでください。

愛する人、与える人が、愛され与えられます。自分の心を大切に育み、表現し、相手に寄り添ってください。

4　存在力のある人の「思いやりスタイル」

存在力のある人の接遇力は、「相手の気持ちに寄り添って満足感と納得感を提供する」「自分の気持ちを大切にし、心を表現する」ことと学び、寄り添い方と心の持ち方を深堀しました。さらに自分の心の中と向き合うための「思いやりスタイル」をチェックして、自分のスキルの強さと弱さを自覚し、両方のバランスを取りながら強さの方向へ変化するきっかけにしてください。新しい選択もせず、現状に甘んじてしまうのではなく、自分の選択を良い方向へ変える指針にしていただきたいのです。

人間関係のスキルには、思考・感情・行動の側面があります。思考スキルの弱さは不安や抑うつ、怒り、非難などもたらします。感情スキルの強さは、自分の感情をとらえ、感情をコントロールする事です。行動の強さは他の人を否定するのではなく、肯定するやり方で他の人に自分のことを伝達することです。自分も他の人も幸せにする「思いやりスタイル」を取り組んでください。

以下のワークは人間関係の各領域における「思いやりスタイル」です。あなたが自分のスキルにどの程度満足しているか、お答えください。

3　**かなり上達する必要がある**
2　**やや上達する必要がある**
1　**少しは上達する必要がある**
0　**全く上達する必要がない**
?　**現段階で何を意味しているかわからない**

◆人間関係の中に持ち込むものについての自覚

〔　〕現在の私のスキルの強さと弱さについての自覚
〔　〕人間関係において自分の思考、感情、行動に責任をとる
〔　〕私の育てられ方の影響について理解する
〔　〕自分の感情に耳を傾ける能力
〔　〕恐れを弱める能力の不足
〔　〕社会・文化的な問題に対する感受性

◆自分自身のことを伝える

〔　〕上手に言葉を使う
〔　〕音声メッセージで上手に伝える
（音声メッセージ：声の大きさ・速さ・強調・高さ・発音・アクセント・力強さ・間と沈黙の使用）
〔　〕ボディメッセージで上手に伝える

（ボディメッセージ：表情・アイコンタクト・ジェスチャー・姿勢・距離感・身だしなみ）
〔　〕「私は」という言い方をする能力
（「私は」という言葉で始めて、意思伝達をする）
〔　〕個人的な情報を分かち合う
〔　〕自分の感情を適切に表現する

◆上手に聞く
〔　〕自分の内的観点（私についての私の見方）と相手の内的観点（あなたについてのあなたの見方）との違いを知る
〔　〕興味を示し注目する
〔　〕相手が言っている事を解読する能力
〔　〕聞く事に対する障壁について自覚する
（障壁：不安を引き起こす話題・偏見・激しい感情・過去のこと・騒音・疲れ、病気、暑さ寒さの不快感）

◆助けとなるよう反応する
〔　〕相手の言葉を正確に理解していることを示す
〔　〕相手の感情を正確に理解していることを示す

（　）相手の感情と理由を正確に理解していることを示す
（　）話しても安全だという気持ちを相手に起こさせる
（　）相手を助けるような質問をする

◆立ち向かう
（　）いつ、立ち向かう（相手の物の見方を改善し情報を受け入れやすくする）べきか知る
（　）矛盾に立ち向かう（以前に言ったことの不一致）
（　）現実の歪曲に立ち向かう
（話し手の害になるような誤った考え方・私には一人も友達がいないなど）

◆内気に打ち勝ち、最初の出会いをつくる
（　）内気の原因を正しく判断する
（　）対処の自己会話（心の中で対話する）を用いる
（　）拒否に対する現実的な個人的ルールを持つ
（しなければならないという苦しめるルールではなく目標を達成する現実的なルール）
（　）正当な理由のない結論に飛躍しない
（自分自身の価値を低く見積もり自己不信感に基づいた不正解な解釈）
（　）リスクだけでなく利益も予想する

◆人間関係を選択する

（　）衝動的にならない

（　）狭い心を捨てる

（　）興味の手がかりを拾う

（　）相手の価値観を確認する

（　）相手の個人的ルールを確認する

（　）相手の思いやりのルールを評定する

◆人間関係を発展させる

（　）自己開示における親密さのレベルを徐々に深め、相手に合わせる

（　）信頼に値する人間になる

（　）人間関係での問題に立ち向かう

◆自分を主張する

（　）主張することに対する精神的な障壁を打ち破る

（障壁・完璧主義・望んでいた結果にならなかったら終わりだ・主張したらいけないという考え）

（　）欲求や要求を表現する

（　）相手に積極的に働きかける

〔　〕否定的な行動に立ち向かう
〔　〕相手の言葉で自分を定義させない（相手の意図や操作に黙って従う事）
〔　〕主張的に人間関係を終える

◆怒りと憎悪を管理する

〔　〕自分の怒りを自覚する
〔　〕怒りを建設的に表現する
〔　〕怒りの感情を制御するために思考スキルを使う
〔　〕批判を建設的に処理する
〔　〕憎悪を建設的に処理する
〔　〕相手を許して腹立たしさを解き放つ

◆争いを管理する

〔　〕争いに対して共同して取り組む姿勢を持つ
〔　〕報酬行動を増やすようにする（報酬行動：人は幸せになる報酬を求めている）
〔　〕建設的に争いに立ち向かう
〔　〕相手の立場を理解する
〔　〕相手と一緒に建設的に問題を定義する

〔　〕相手と一緒に他の解決策を見つけて評価する
〔　〕裁量の解決策の実行に関する明確な契約を作り、合意する

◆思いやりの強さ

〔　〕自分の思いやりのスキルを監視する
〔　〕思いやりのスキルを維持する
〔　〕思いやりのスキルを上達させる
〔　〕思いやりを持つために内的な強さと勇気を持つ

【分析】

(1)　あなたの思いやりスキルの強い点
(2)　あなたの思いやりスキルの弱い点
(3)　変えるべき点

強い点は武器として最大限に活かして、弱い点はこれから意識して、改善点はぜひ目標として分析してみてください。思いやりってどういうことか？相手に寄り添うってどういうことか？心を大切に育み、表現することはどういうことか？具体的に理解できたと思います。

※5　「思いやりスタイル」スキルの強い点、弱い点、改善点　ワークへ

3章の目標設定

3章では、存在力のある人が身に着けている「真の接遇力」について考えてみました。「思いやりスタイル」のスキルが強い人＝接遇力がある人＝存在力がある人と言えます。

3章で学んだことで心に残ったことや、改善したいことを1つ目標に掲げてください。達成するために行動して、協力関係の成果を感じ喜びや幸せを感じていただきたいです。話し方や聞き方、表情の作り方のスキルの情報は多く学べますが、相手に寄り添う力や、役に立ちたい、愛を与えたいという心の持ち方はご自身で育まなければ身につきません。人として生きるうえで一番大切なことです。話し方が下手でも気持ちは相手に届きます。

※6　「真の接遇力」目標　ワークへ

第4章

存在力のある人の「印象スタイル」

1　第一印象は一瞬で決まる

信頼できる人ですか？あなたはどういう人なのか？一瞬の第一印象で、あなたの性格が判断されて決まってしまいます。怖いですね。受付カウンターで頬杖をついてあくびをしている時に、目の前にお客様が現れたらと思うとぞっとします。私の失敗談です。やる気のない人、だらしない人、お客様に敬意を払っていない人という性格のレッテルを貼られてしまいます。「あなたはそういう性格」と判断されてしまうのです。私の性格はやる気がある方ですし、だらしない印象に見られないよう気を付けています。たまたま気を抜いたその一瞬で、第一印象＝性格と判断されてしまいます。

初対面で「怖い」と感じた人は、その後優しくされても怖い印象はなかなかぬぐえません。反対に、最初に「優しい」と感じた人は後日、不愛想にされても「具合悪いのかな」とそれほど悪い印象を持たないことがあ

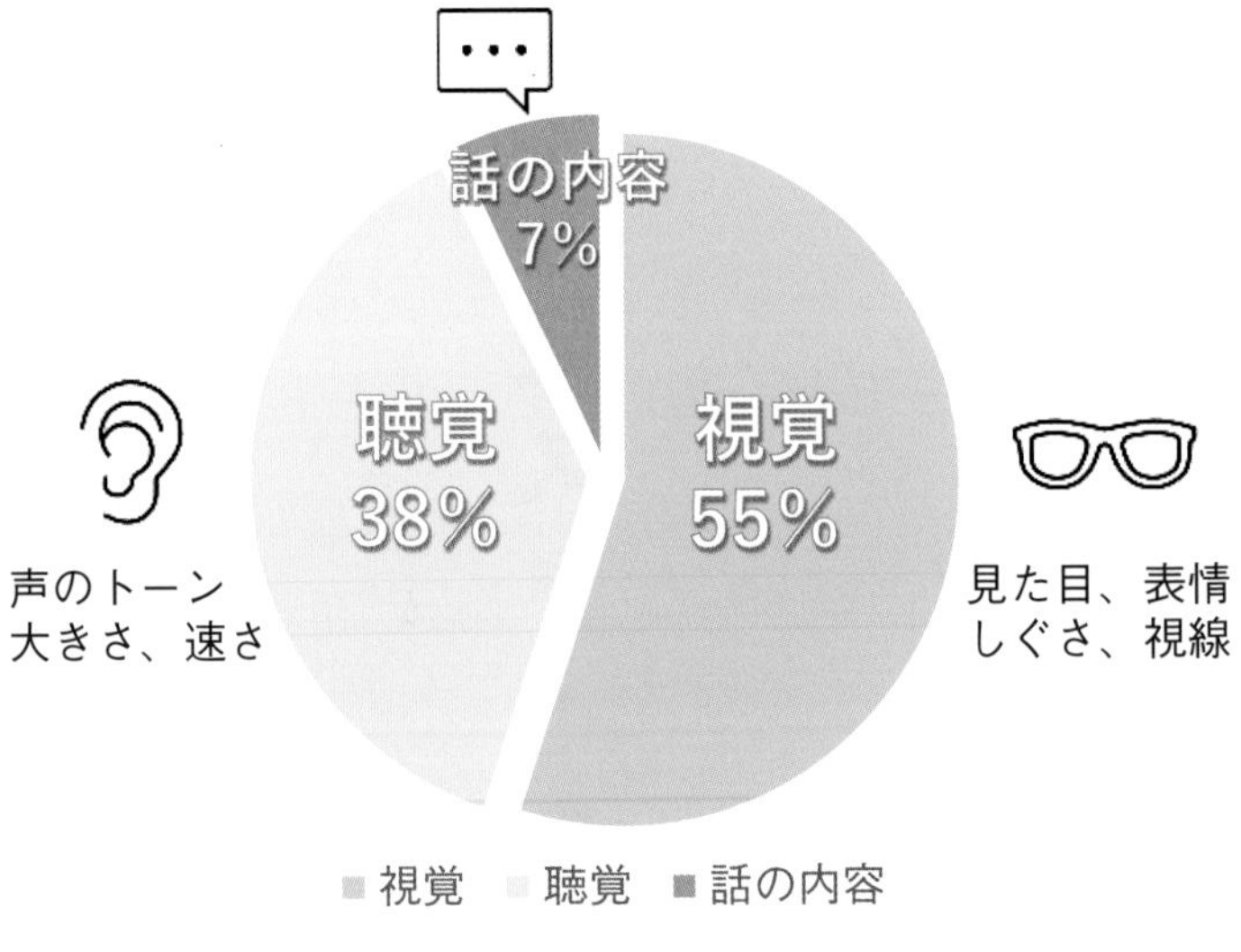

ります。最初に受けた印象がその人全体の評価として固定することを心理学で「初頭効果」と言います。人は自分の判断が正しいと信じたいものなので、第一印象を裏付ける情報ばかりに目が行き、それをひっくり返す情報は無視してしまう傾向があります。

茶髪で猫背の人がポケットに手を入れて、だるそうな表情で歩いている医療従事者を見たら、命を預けられる安心できる人、信頼できる人に見えますか？

前髪が目にかかり、目の表情が見えず、マスクもしている状況で腕を組んでいる看護師の方を見て、安心できる人ですか？信頼できる人に見えますか？声を掛けたいと思いますか？

第一印象は1〜7秒で決まると言われています。

1〜2秒　初めて会う人の見た目(服装・ヘアメイク・姿勢・表情)

3〜5秒　二言三言の話し方　(声のボリューム・声のトーン・声の抑揚・所作動作)

6〜7秒　性格を判断し決定される　第一印象は一度決定するとなかなか変えられない

人は中身よりも見た目で評価されてしまいます。アメリカの心理学者アルバート・メラビアンは人の印象は話の内容よりも表情やしぐさなど視覚情報を優先して判断されるという「メラビアンの法則」を提唱しています。同じ治療をしてもらう先生でも清潔感のある人とぼさぼさ頭で無精ひげの人の2人がいたら、清潔感のある人に治療して欲しくなるものです。お客様(患者さん・ご家族・お取引先会社の方)、上司、同僚、部下は、みなさんにどんな第一印象を求めているでしょうか?**信頼感・安心感・清潔感**です。

ぜひ、視覚の印象で、信頼感・安心感・清潔感を表現していただきたいと思います。その方法や指針をこの後の身だしなみの部分で確認しましょう。

2　あなたの印象は?

あなたの印象はいかがですか?信頼できる人・安心できる人・清潔な人に見えますか?職場のみなさんに「自分の第一印象はどう感じたか?」聞いてみることをお勧めします。わたしは、物腰が柔らかく話しやすい人と自分で思っていて、周りも同じ印象をお伝えいただいた時はガッツポーズしてください。ご自身の良さが見た目で表現できています。研修先の医療企業の3年目の方は、病院にお伺いすると新人扱いされてしまう事が悩みだとおっしゃっていました。ぜひ、胸を張って自信を持ってくださいとお伝えしました。

その方の第一印象は猫背でした。

ご自身の第一印象を聞ける人には、ぜひ、ざっくばらんにお聞きしてみてください。意外な発見や気づきがあるかもしれません。

※7「あなたの印象はいかがですか？」ワークへ

3　存在力のある人の「身だしなみ」

病院で働く皆様には、部門や役職ごとに、また手術室やコロナ患者対応時などの状況によって、院内で決められた服装があると思います。なぜルールやマナーが決められているか考えていただきたいと思います。

◎**清潔感**　不潔でだらしなく見えない事。印象含め感染症予防の責任
◎**機能性**　業務に合った動きやすく、身体に合った快適な服装
◎**安心安全（調和）**　病院にふさわしく、安全管理と安心を提供する装い

みなさんの装いはいかがでしょうか？

自分ではできていると思っていても、患者さんや相手が不快に思えばそれはやってはいけない身だしなみです。あなたの第一印象は不信感、嫌な人という性格と判断されてしまいます。「身だしなみｃｈｅｃｋ」で身だしなみが表現できているか？自己評価してください。

（　）シャツや制服は汚れていないか
（　）靴はきれいか
（　）制服をきちんと着こなしているか
（　）派手なインナーやお洒落なものを身に着けていないか
（　）下着やインナーが透けていたり、体のラインが出ていないか
（　）素足でなくストッキングを着用しているか、替えは用意しているか
（　）名札を定位置に着けているか
（　）清潔で仕事がしやすい髪形にしているか
（　）メイクは薄すぎず濃すぎないか
（　）無精ひげは伸びていないか
（　）爪は伸びすぎていないか
（　）手洗い消毒はこまめにしているか
（　）口臭や体臭、香水やたばこの臭いは大丈夫か
（　）病院にふさわしい安全なアクセサリーや時計を身に着けているか
（　）バックや小物や私物は上品なものか

いかがでしょうか？言われていないから、時間がないから、他の人もやっているから、感染していないから、という言い訳は医療現場では通用しません。**相手に不快を与えない、清潔で機能的で、安全安心な身だしなみを心がけてください。**

一つ一つ確認しましょう。

【服装】

相手から見て清潔、機能的、安心安全とわかる装いは、**しわのない、汚れのない装い**です。靴も気を付けましょう。ボタンが取れていたり外れていたり、だらしのない印象は不快な印象を与えてしまうので不信につながります。制服の着こなし方も個性や自分の希望を出す事よりも、相手から見た時に、清潔感があるか、機能性があるか、安心安全かを、**着こなしで表現**してください。

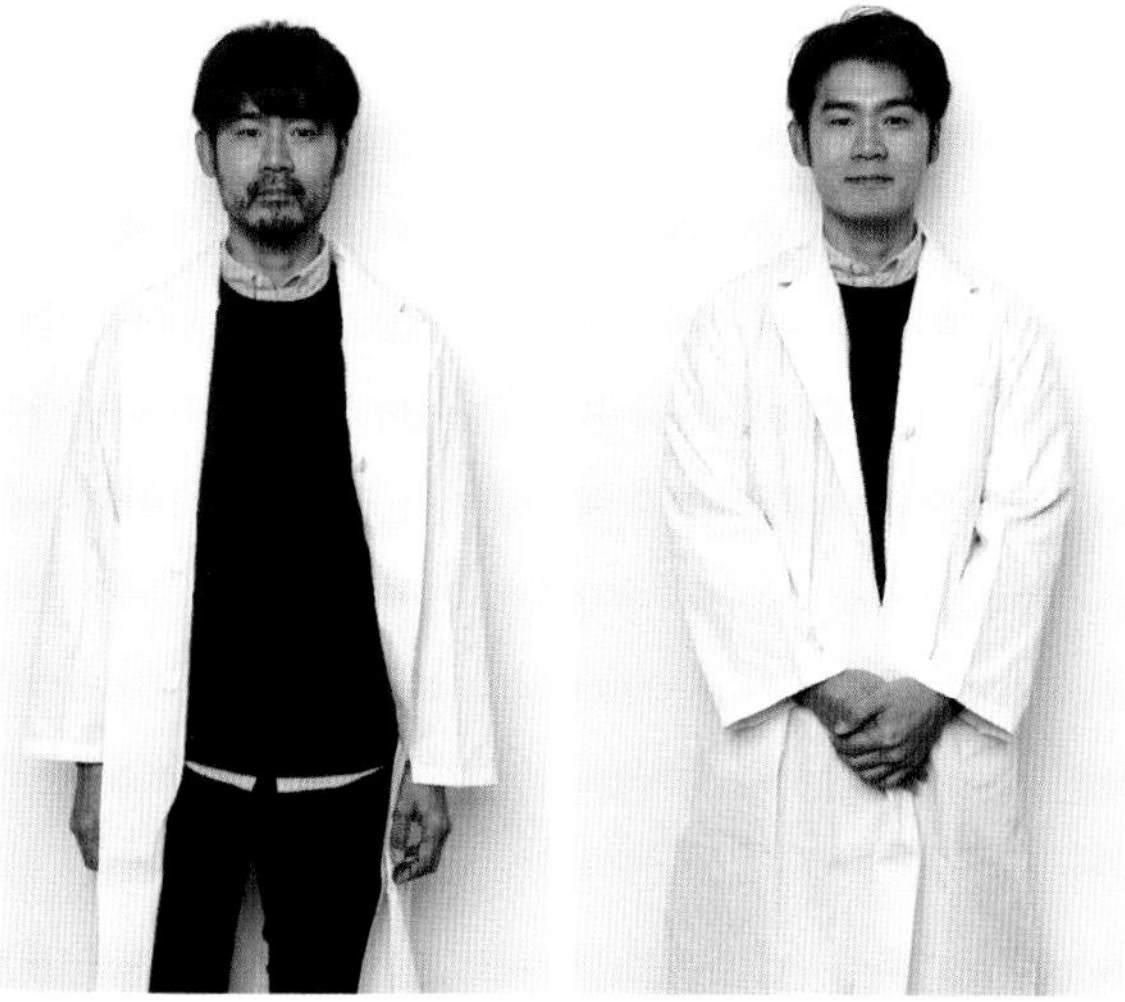

（　）派手なインナーやお洒落なものを身に着けていないか
（　）下着やインナーが透けていたり、体のラインが出ていないか
（　）素足でなくストッキングを着用しているか、替えは用意しているか
こちらにチェックが入る場合は患者さんや相手から見て不快に感じます。
名札は相手が見える定位置に着けるようにしましょう。安心してもらえます。
先日、あるクリニックで身だしなみの研修をしました。研修を終えて目標を発表していただいた時に、ある看護師さんが、「もしかしたら出勤した時に、駐車場で患者さんに私服を見られているかもしれないと思ったので、私服も不快を与えないように気を付けたいと思いました。」とおっしゃっていました。見えないところにも気を配る、素晴らしい心がけです。患者さんやご家族の方にはいろいろな立場や職業のご経験がございます。接遇や接客のプロから、常に特別待遇を受けている企業の役員や社長の方などがいらっしゃいます。どの方から見ても、**医療現場のプロとして、清潔だな、機能的だな、安心安全だなと思ってもらう服装を意識していただきたいと思います。**

【髪型】

相手から見て清潔、機能的、安心安全とわかる髪型は、「**目の表情がわかる前髪**」「**整えられた髪型**」「**不快を与えない髪のトーン**」です。

「目の表情がわかる前髪」　第一印象でも学びましたが、目と眉の表情で安心できる人か、信頼で

きる人かを判断します。マスクをしているため、目と眉の表情のみで、安心感と信頼感をお伝え出来ます。目の表情がわかる前髪を意識してください。

「整えられた髪型」　整えられた髪型の先生とぼさぼさ頭の先生のどちらに診察していただきたいですか？という問いに、整えられた先生と回答する方が多いと思います。髪を整えることは、医療現場では、業務中、顔や目にかかったり、治療部位や衛生管理された場所に触ることがないよう清潔管理と安全管理が必要となります。きちんと管理されている先生だろうなあと安心します。また、一般的な企業接遇でお伝えしますが、整えられた髪型は相手の為に細かいところにまで配慮でき、また相手の変化を気づける人という印象になります。髪型を整髪料やピン、束ねて、清潔、機能的、安心安全を表現してください。

　また、男性は、髭のお手入れでも、清潔、機能的、安心安全を表現してください。

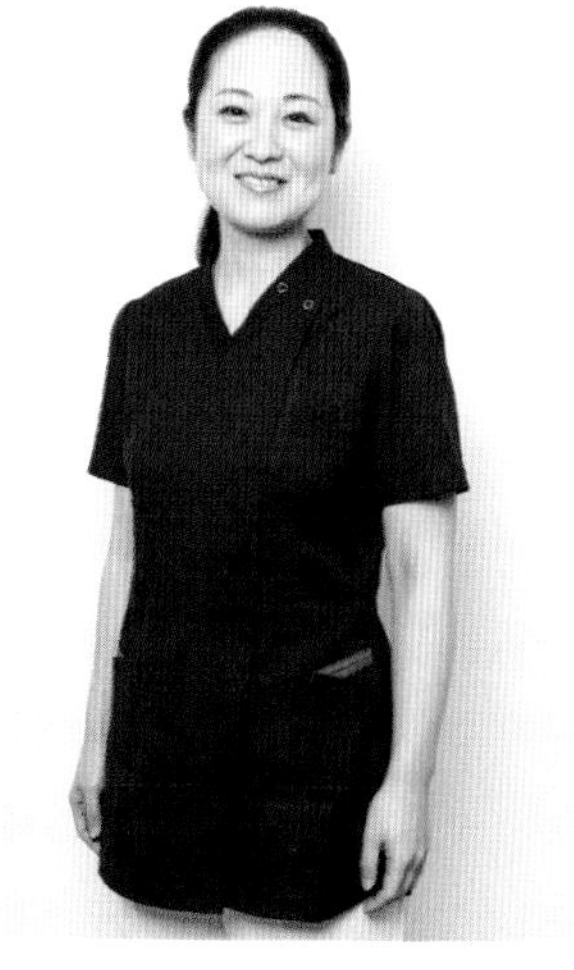

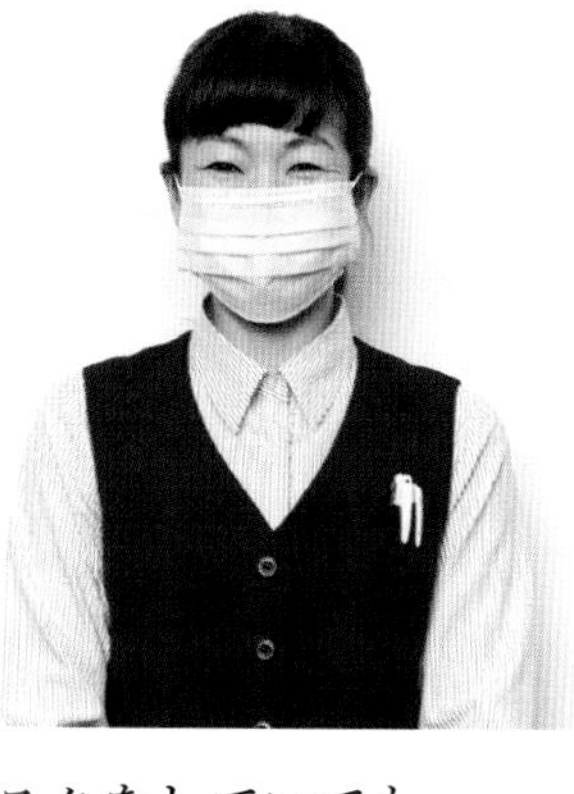

マスクをしていても
目の表情がわかる前髪を！

【感染症対策】

院内のルールを徹底する上で率先して感染症対策に取り組んでいただきたいと思っています。「マスクの着用」ですが、まん延していて対策が強化している時に、残念ながら布マスクで鼻マスクをしている看護師さんにお会いしたことがあります。カウンセリングルームの個室に通され、至近距離で向き合ってカウンセリングしていただきました。「ちょっと怖いなあ」という感情でした。私は、70代の父と母と同居しており、透析クリニックで勤務する父と、体調が優れない母、私も研修でクリニックや病院、企業にお伺いする立場でしたので、感染症対策は家族あげて、会社あげて神経質になるくらい対応しています。お客様にご迷惑がかかる、また患者さんの命に係わる事、母が重症になるかもしれないなどの背景を抱えておりました。介護されている方や、持病を抱えている方も共感いただけるかと思います。いろいろな背景の患者さんがいらっしゃいます。状況は変化します。マスクなしの生活が戻りつつあります。ぜひ、正しい知識と国のルールや院内のルールの意味を理解し、清潔、機能性、安心安全な正しいマスクの着用を意識して表現していただきたいと思います。

「手指消毒」や「爪の手入れ」も率先して取り組んでいただきたいと思います。受付や事務の方のジェルネイルやアートネイルについては、清潔、機能性、安心安全な印象を提供する医療現場ということを配慮し、手指消毒に影響のない手入れと、院内のルールを意識してください。

第4章

【医療現場で印象の良いメイク】監修：ヘアメイクアップアーティスト　ウエカワアイ

メイクは、その場にふさわしい印象からさらにプラスの印象を与える効果があります。

明るさ、優しさ、親しみやすさ、元気を与える、また会いたくなる、さらに意味合いを添えるなど、プラスの印象をアップさせてくれます。メイクにもその場にふさわしい業界のマナーがあります。その業界や場所によって求められる（伝えたいもの）が違います。就活で伝えたい求められるイメージは、快活でしっかり者、常識のある、行動力のある、明るそう、人当たりがよさそうというイメージをヘアメイクで表現します。就活メイクのポイントは、おしゃれやトレンドはNGで、すっぴん感はNG、明るく健康的なベースメイク。血色感のあるピンクベージュのリップ、アイラインやマスカラはしっかりと書いてきちんと感を演出しています。

ＣＡさんの伝えたい、求められているイメージは、安心感と高級感、凛とした姿、親しみやすさ⇩暗い機内で

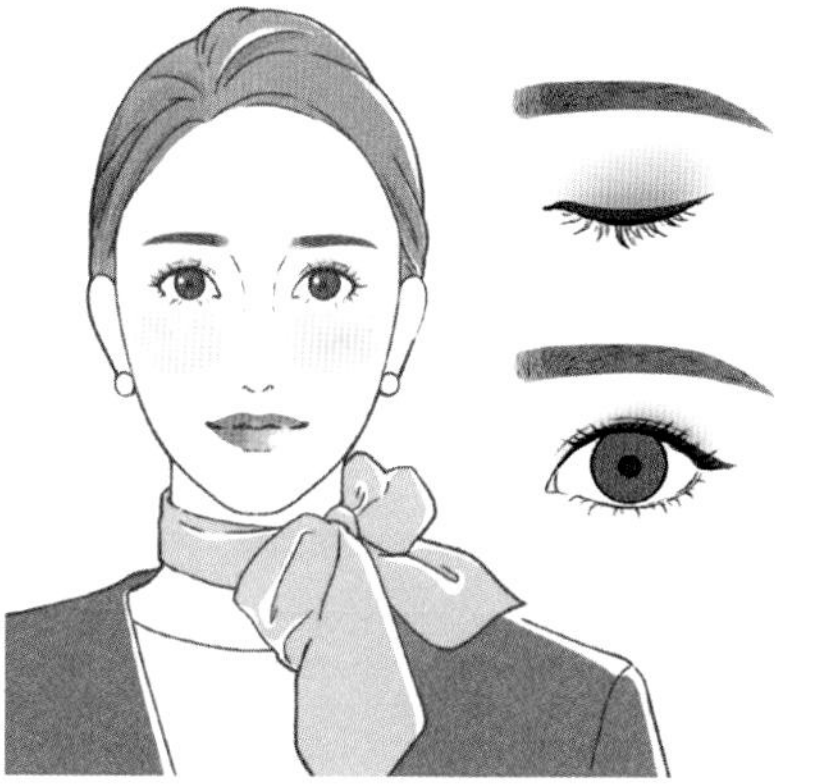

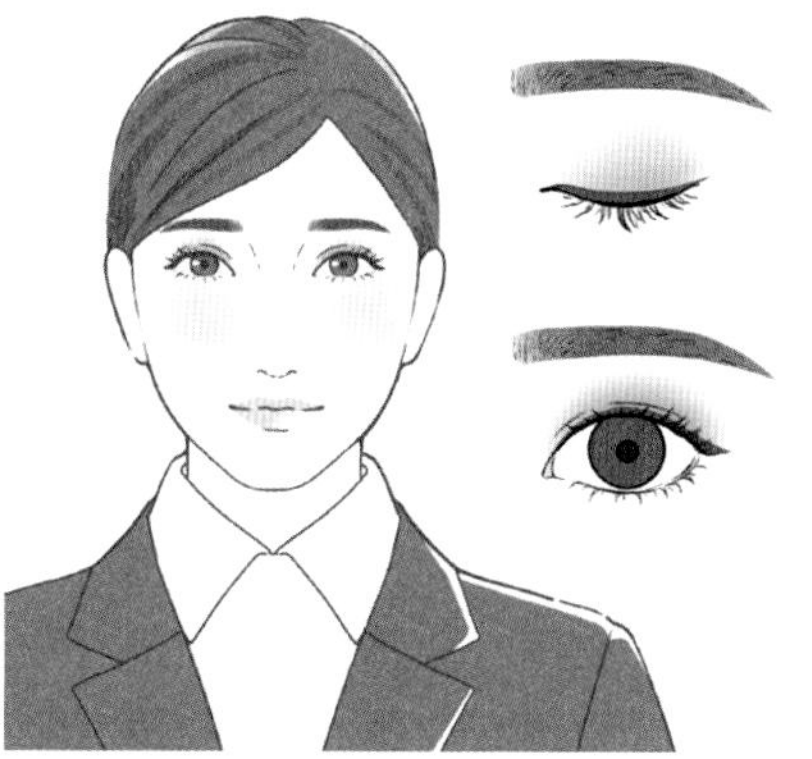

表情が見える　というイメージです。メイクのポイントは「上空では少し濃い目」を意識し、乾燥に強い肌作り、ピンク、ブルー、グリーン系などの鮮やかなアイシャドウ、赤やピンクの明るいリップ、アイラインもしっかり入れます。

ホテルフロントが伝えたい、求められているイメージは、誠実さ、真面目さ、ホスピタリティ、高級感、一流である雰囲気、親しみ⇩寄り添いやすさです。メイクのポイントは、なるべく薄めで、簡素で清潔感を出すために、健康的なベースメイク、ブラウンまたはグレーのアイメイク、チークは薄めピンクで、ナチュラルで落ち着いたメイクをします。

お葬式で伝えたい、求められるイメージは、片化粧と言って悲しみを表すメイクです。大切な人を失った悲しみのあまり口紅を引くこともできなかったという意味で、赤色は慶事を指すのでNGと言われています。メイクポイントは、色味のない薄いメイク（口紅を引かない）で艶感のあるものや艶肌はNGです。チーク、ハイライトは

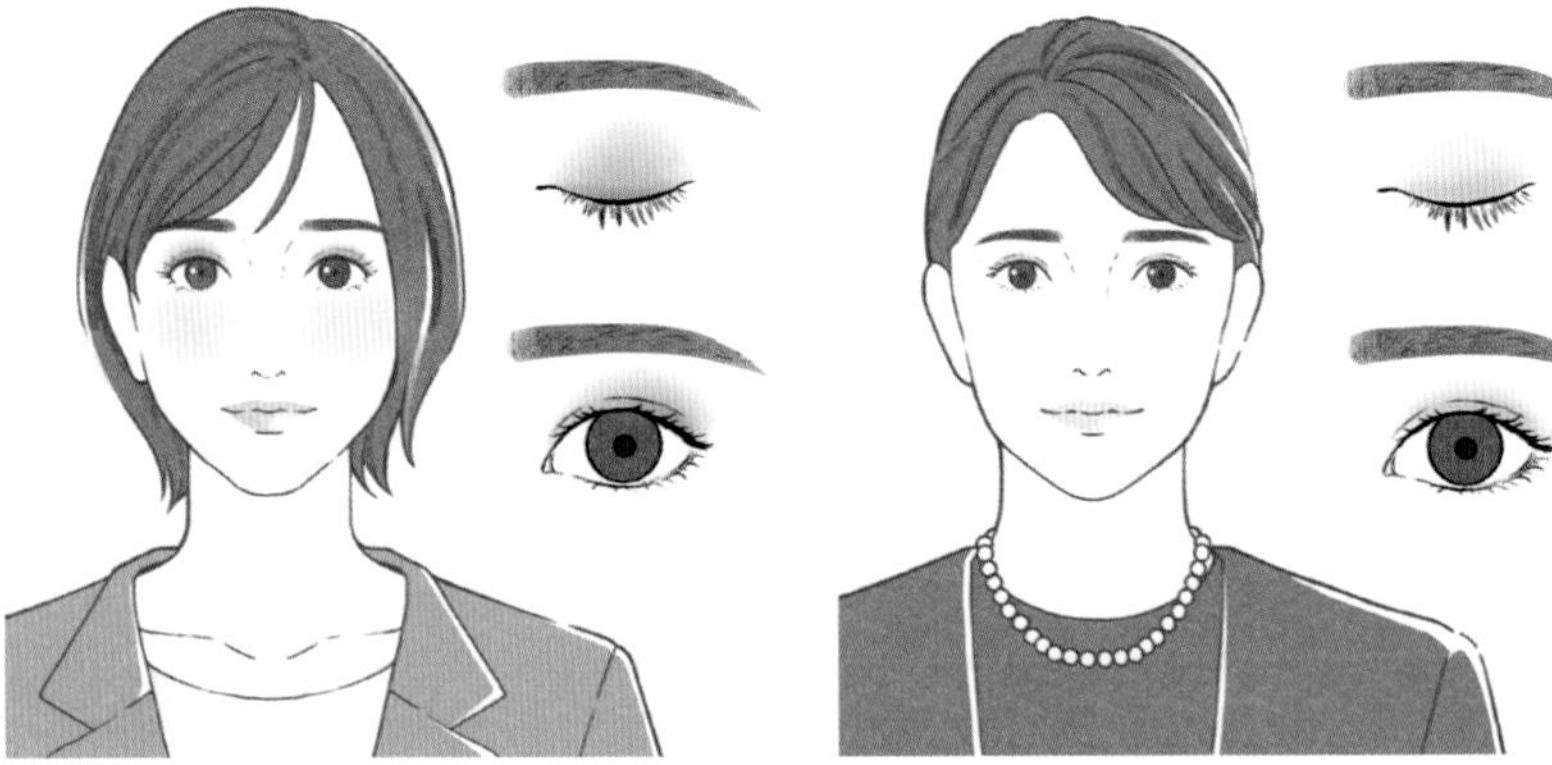

入れず、アイラインはＮＧまたは最小限、赤いリップはＮＧ、ベージュピンクなど淡い色のみ、悲しみを表現するメイクとなります。

では、医療現場で伝えたい、求められているイメージにはどのようなものがあるのでしょうか？痛みや不快で不安な気持ちで患者さんはいらっしゃいます。清潔感、安心感、安全、信頼感、誠実さ、真面目さ、落ち着き、親しみやすさ⇩寄り添いやすさ、でないでしょうか？　ホテルフロントに近い感じです。病院クリニックの施設のインテリアや制服のデザインや色味によって、ホテルフロントより華やかさを表現できる場合もございます。おススメしているのは、ホテルフロントより、目元を少し明るく柔らかくしたメイクです。現在はマスクをしていますので、目元で安心感や柔らかさ、親近感、明るさのお色味をプラスして、表現します。

医療現場でのメイクのポイントをお伝えします。

How to Make Up

ベースメイク；肌の作り方

年齢と共に明るく健康な肌を保つことが難しく感じます。

❶ゆっくり保湿と油分の膜をしっかりと

水分と皮脂が多すぎないバランスが大事です。肌の水は染み込みにくく蒸発しやすいので、ゆっくりと水分を保湿、その上から油分でしっかりと蓋をして膜を張る事です。

❷化粧の順番は水分の多い順から

水分の多い化粧水⇩美容液⇩乳液・クリーム⇩化粧下地⇩ファンデーションの順です。

ファンデーションは5つのタイプがあり水分量によってカバー力も変わってきます。図をご覧ください。ご自身の肌や悩みにあったものを選んでください。※図1

多

水分量

スキンケア　洗顔後、化粧の前に行う

化粧水
水分を与えた肌を整えたり美容成分の導入効果がある。

美容液
到底の肌の悩みについて集中ケアするもの。

乳液・クリーム
水分の蒸発を防ぎ美容成分を肌に止める。乳液の方が水分含有量が多い。

化粧下地
肌の色の修正、毛穴のケア、テカリ防止など、ファンデーションの持ちを良くする。
日焼け止め、CCクリーム、BBクリームなど。

ファンデーション　主成分は「水分+油分+粉」

低
カバー
高

リキッド
水分量が一番多い。薄付きで艶肌向き。

クッション
スポンジに染み込ませてあり、手軽。

クリームファンデーション
油分多めの為、乾燥を防ぐ。

スティックファンデーション
スティック状に固めてありカバー力◎。

パウダータイプ
粉成分のみ。固めたものをプレストパウダー、そのままをルースパウダーという。仕上げのフェイスパウダーとして使うこともある。

◎アイメイク：シャドウの入れ方

アイシャドウの色選び

マスク着用でも印象の良いアイメイクの色選びは、明るさ、柔らかさ、優しさ、親しみやすさを出せるお色味【明るいビビット】を選んでください。明るくてくすみのあるものや、暗くくすみのあるもの、ビビットだけど暗いお色味は親しみやすい印象にはなりません。ブラウンでも明るいビビットで、質感もキラキラした、シマーやサテンやパールなどの上品さ、つややかさをプラスすると、明るい目元になります。

■基本グラデーションのポイント

塗る方向は「上からまつげの際に向かって」薄い色から徐々に色が濃くなるよう、色の境目が線にならないようにふわっと重ねると自然な印象になりやすいです。一筆で塗るより少しずつ重ねる方が、仕上がりがきれいで、指よりも筆やチップを使うと楽に塗れます。

■アイラインマスカラのポイント

ナチュラルな仕上がりは、できるだけ控えめにし、まつ毛の間を埋めるのみで十分です。目の大きさプラス1ミリくらいが優しい印象になります。ブラウンや赤身系のブラウンを使用し、ブラックでも仕上げに一番濃いグレーやブラウンのアイシャドウでラインをぼかすとさらにきれいな優しい仕上がりになります。マスカラは、ビューラーで根本からやさしく数回に分けて挟む位置を優しくずらしながら角度を付けます。アイラインと同じく色味は、ブラウンや赤身系のブラウン、グレーなどアイシャドウと馴染みの良いものを使用します。

アイライン

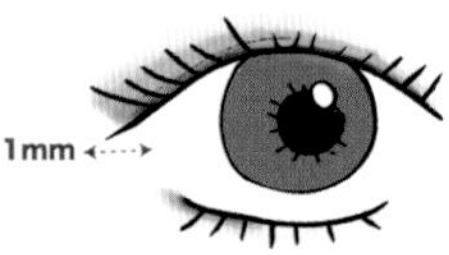

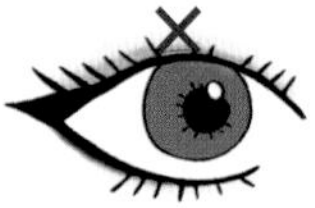

目じりを強くしたり、囲めにすると、強い印象に。囲み目は時代を感じることもあるので注意！

<ポイント>
ナチュラルな仕上がりは、できるだけ控え目に。
まつ毛の間を埋めるのみでも十分。過度に引き上げたり、引き下げたりせず、目の大きさ+1㎜くらいが優しげ印象になる。ペンシルの方が簡単。リキッドの方が皮脂に強いので落ちにくい。仕上げに一番濃いアイシャドウでラインをぼかすとさらに綺麗な仕上がりに。

基本のグラデーション

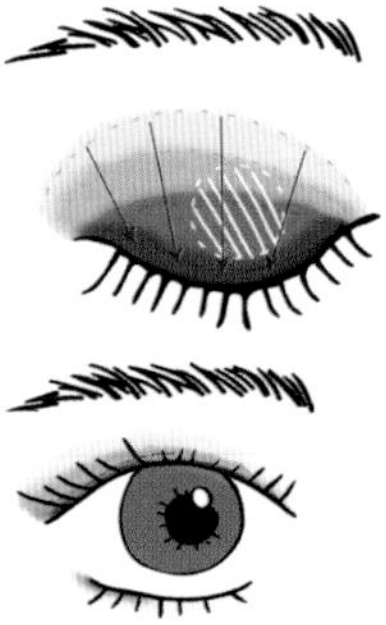

下瞼も忘れず！トーンアップ→
下1/3に濃い色を入れると◎
中心にハイライトで明るい印象に！

◎眉毛の書き方

眉毛の印象は、流行を表すので時代を感じやすいです。流行に乗らなくてもよいが、寄せすぎると若く見えたり、古く見えたりするので注意が必要です。細眉は、急進的でキツく古い印象です。太眉は強い印象（流行）で目頭をしっかりと描くと強くなりやすいので注意が必要です。丸眉や困り眉は優しいが、気弱に見える印象があります。眉が薄かったり半分ない眉の印象は、疲れて見えたり人相が悪くキツさを通り超えた不幸せな印象に見えます。

柔らかい眉のポイント

平行眉または、直線眉、または角度が１０度以内のアーチ眉が綺麗です。色味は髪の毛よりワントーン明るめが良いです。

眉を描く順番

パウダーなどで眉毛の大枠を定めます。眉尻から描き始めます。濃さは目じりが一番濃くなります。上下のバランスを整えて、眉頭はほぼ触らない方が良いです。スクリューブラシがあれば毛流れを整えます。

基本のアイブロー

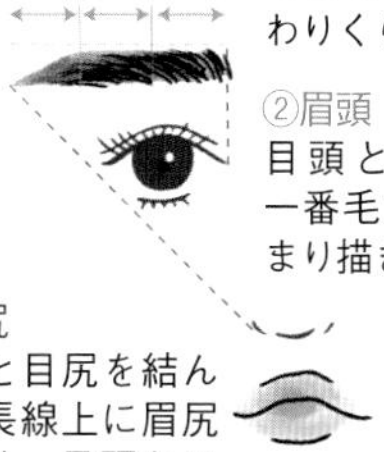
③眉山
眉全体の1/3に眉山がくるように。白目の終わりくらいが目安。
目頭と同じラインに。一番毛量が多いのであまり描きすぎない。
①眉尻
小鼻と目尻を結んだ延長線上に眉尻を置く。目頭とは平行に。平行眉にしない場合は眉毛の角度は10度いないが綺麗。

マスカラ

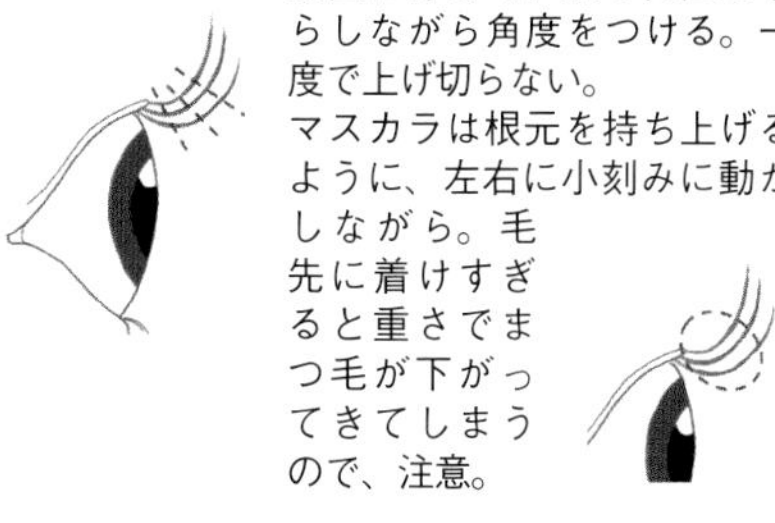
<ポイント>
ビューラーは根元から優しく数回に分けて、挟む位置をずらしながら角度をつける。一度で上げ切らない。
マスカラは根元を持ち上げるように、左右に小刻みに動かしながら。毛先に着けすぎると重さでまつ毛が下がってきてしまうので、注意。

◎チークとリップ

マスク着用時は、上記の目元に重点を置いたアイメイクで明るさや柔らかさ、親しみやすさを印象付けてください。マスクを外す場面では、チークは外から内側にうっすらふんわり色が付く程度でよいのです。リップはくすんだお色味やマットを選ぶとしっかり色が出るのでクールな印象になり注意が必要です。艶感のあるお色味を足すことで、マスクを外した顔全体のバランスを調整するメイクになります。

先日、メイクアップアーティストのウエカワアイさんと、印象力UPのコラボ講座を開催いたしました。質感が遠くから見ても変わったことがわかりました。そして、後日お会いした時に、落ち着きのある品のある温かさのあるメイクをされていました。きちんとされているな、配慮してくれているな、という嬉しい気持ちになりました。

※8「身だしなみ」目標ワークへ

4　存在力のある人の「姿勢態度」

態度とは、心の働きが表情や動作に表れたものという意味があります。

動作とは、身のこなし、姿勢という意味があります。

第一印象で、視覚情報の見た目が大切とお伝えしましたが、身のこなしや姿勢でどんな人か評価されるポイントになります。

相手から見た、あなたの姿勢や態度は、あなたの内面を映し出します。どういう人か判断します。みなさんの姿勢や態度はいかがですか？「仕事がきつい・疲れた」とうつむき加減でだらだらと歩いていませんか？「頑張っても誰からも感謝されない」「上司と同僚と気が合わない」イライラしながら作業していませんか？わたしたちは、ストレスやモチベーションが下がる要因が沢山ある中で仕事をしています。先ほども述べたような姿勢や態度でいたら、患者さんは安心しますか？信頼していただけるでしょうか？

安心できる人、信頼できる人、協力したい人の姿勢態度は、
◎姿勢が良い　◎ポジティブ思考　◎自信がある
◎姿勢が良い・・猫背でなく、姿勢を正してください。姿勢が変われば気持ちも前向きに変わります。お近くに壁があればお試しください。壁に背中を添わせて立ってみてください。かかとを揃えてかかとを壁に付けます。次に両ヒップ、両方の肩甲骨、そして後頭部を壁に付け

ます。最後に天井から吊るされているような感覚で上に引き上げます。みぞおちの部分をお腹に引き込んでお尻を締めます。その姿勢が正しい姿勢です。姿勢矯正のトレーニングです。これを数分続けると本当につらいです。日頃の猫背を痛感します。

姿勢を変えると、気持ちが明るく前向きになり、自信がある人に見えます。

研修でやってみると、みなさん身長が数センチ伸びて、笑顔ですっきりした表情をされています。

「前向きになれますね」という感想をいただきました。

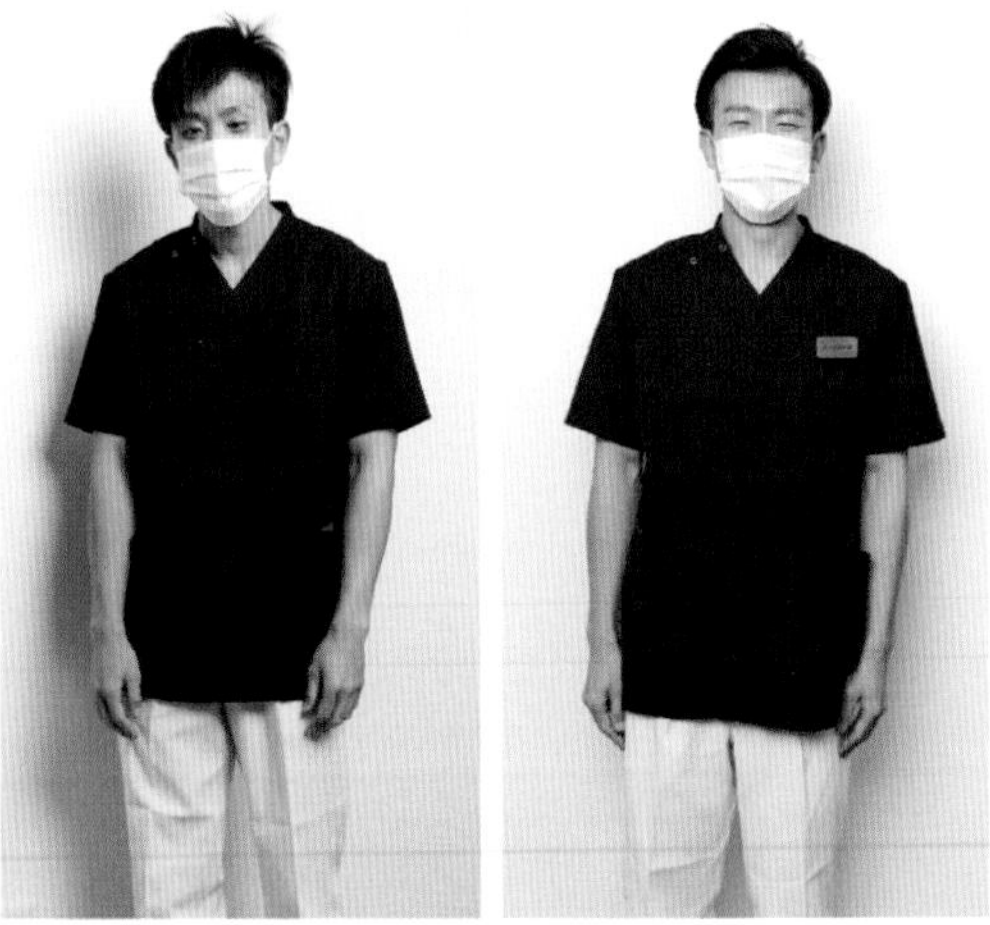

◎ポジティブ思考へ変換・・嫌だなという気持ちを**育てていませんか？**他人のせい、周りのせいにしていませんか？他責の思考が強いと何も解決せず、何も変わりません。不満だけが増えます。また、ネガティブ思考の方も多い傾向にあります。性格や経験から、慎重で、消極的な方もいらっしゃいます。これは、ご自身を守るために正常なことです。気を付けたいことが、**不満、ネガティブ思考を育てていませんか？**その佇まいや雰囲気は相手に伝わります。「役に立ちたい」「喜んで欲しい」３章で学んだ「接遇力」の心の持ち方を育んで、ポジティブな思考へ変換してみてください。そして、「できないこと」を見続けるのでなく、「よいこと・できたこと」を見続けてくださいね。気持ちが前向きに変わります。

生きる喜びを増やす「今日一日だけ」を指針として明るい思考へ変換してみましょう。

・今日一日だけ幸せになろう
・今日一日だけ自分が合わせよう
・今日一日だけ身体を大事にしよう
・今日一日だけ意識を高めよう（役立つことを学ぼう）
・今日一日だけ魂を３つの方法で鍛えよう（１強いこと、２つやりたくないことを）
・今日一日だけ付き合いの良い人になろう
・今日一日だけ、今日という一日を過ごすことだけ考えよう
・今日一日だけ予定を決めよう

第４章

・今日一日だけ一人でリラックスする静かな時間を30分だけ作ろう
・今日一日だけ恐れずにいよう（幸せに思う事、愛し愛されていることを恐れずに）

◎自信を持つ・・医療従事者としてプロ意識をお持ちください。助手さん、お掃除の方、有資格者、みなさんそれぞれの部門のエキスパートです。自信が持てませんという方も胸を張って姿勢を正してください。笑顔を心がけてください。できたことを褒めてあげてください。あとは経験が後押ししてくれます。姿勢が変われば気持ちも変わります。
姿勢態度は身だしなみと同じく、その人の印象が決まってしまいます。

自分で自分の姿勢を正す！

自分のモチベーションは自分で上げる！

※9 「姿勢態度」 目標ワークへ

第5章

存在力のある人の「表現スタイル」

1　表情

心の内面を表現する方法「表現スタイル」、１つ目が「**表情**」です。表情一つで、感じのいい人か、感じの悪い人か、決まってしまいます。どんなに親切な事をしてくれていても、眉間にしわを寄せて険しい表情をしていたら相手は戸惑います。表情は心の内面を映し出しています。笑顔にはたくさんの良い効果があります。相手とあなたを、幸せにする笑顔について考えていきましょう。

◎笑顔の効果は、

・リラックスさせる効果　痛みや緊張、不安からの解放、親近感、友好的、安心、信頼
・気持ちがあがる効果　熱意、情熱、元気、やる気、勢い、統率力、気合、活力
・受け入れられていると感じる効果　受容、肯定、理解、認める、愛情、味方

こんなに沢山の効果があることに驚きました。患者さんや職場のみなさんは、あなたの笑顔からこんな沢山の効果を、プレゼントしてもらっています。

印象を良く見せようとして笑顔を作る事は、とても大切で接遇の基本ですが、もっと大切な事は、「大丈夫ですよ、安心してください」という気持ちや、「一緒に治療していきましょうね、信頼してください」というお気持ちを「表情」で、表現したいと思います。

優しいまなざしや、笑顔、辛そうな時は共感して悲しい表情、嬉しい時には嬉しい表情、あなた

第5章

は日ごろから表情豊かですか？

◎あなたの表情は、

あなたは、表情豊かなタイプですか？表情があまり変わらず淡々としているタイプですか？

研修時は、相手に表情が届いているかという表情ゲームをします。

【お題】

Ⓐあいづちのうなずき　Ⓑわかるぞ、のうなずき　Ⓒ興味がなさそうなうなずき

Ⓓ怒られた時のうなずき　Ⓔあいさつする時のうなずき　Ⓕおいしい時のうなずき

ⒶからⒻの書かれたカードをシャッフルして見えないように引きます。自分はどのアルファベットのお題か、みんなに分からないように確認します。そして表情演技をやってみます。やってみて、すぐに当てていただければ表情から思いが届いていると言えます。

また、別お題では、安心させるときの「大丈夫」、心配して「大丈夫」、そっけない「大丈夫」など、声を出して表情をつけるお題もゲームしていただきます。

研修では、表情が相手に伝わりやすい上手な方、なかなか当ててもらえない方がいらっしゃいます。とても盛り上がります。感想をお聞きすると、普段、うなずきを意識していなかった、表情とうなずきでこんなに意味が違う風に見られる事を知れて、気を付けようと思った、とおっ

しゃっていました。「大丈夫」の言葉も、表情と声のトーンや強弱、強さ弱さで意味が変わってくることを体感していただきます。あなたの心と、その意味を、表情でお届けできる表現力を、ぜひ身に着けたいですね。

◎マスクでも伝わる笑顔の作り方

「心を目で表現する」・・「安心してください」「信頼してください」「会えて嬉しいです」という気持ちを育んで表現してください。目が笑ってないと、ウソ笑いとすぐに気づかれます。人を馬鹿にしている、へらへらしていると、ネガティブな印象を与えてしまいます。

「目じりを下げて笑う目を意識」

「目と連動して眉を上下に動かす」

「マスクで見えていなくても、口角をしっかり上げて歯を見せるように」

「一瞬手を止めて、アイコンタクト」


いかがでしょうか？　読者のみなさんの素敵な笑顔、拝見したいです。私も今、みなさまに、感謝の気持ちと、熱いエールを込めて、届け〜と、満面の笑顔です。

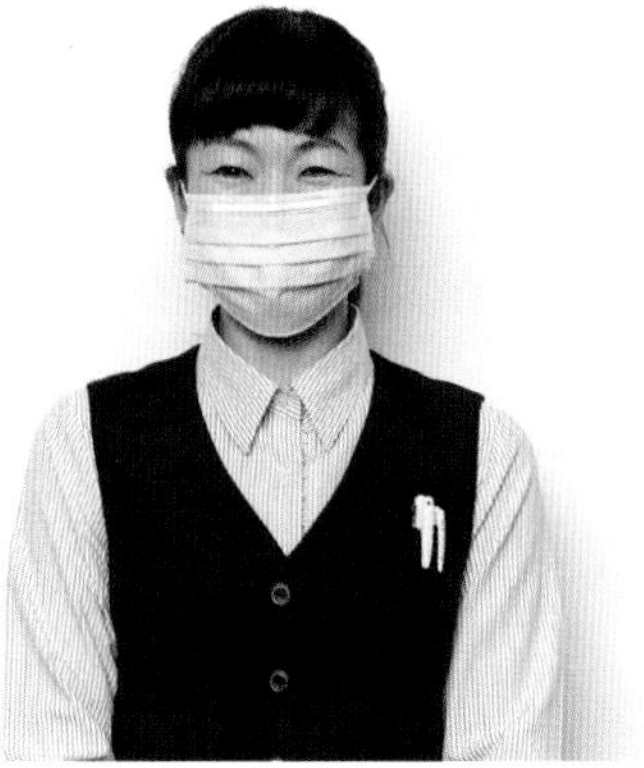

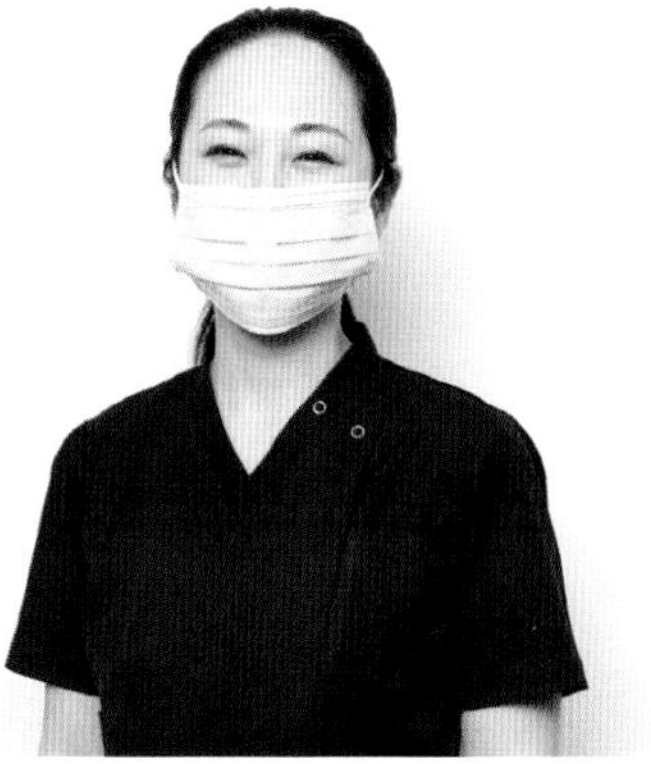

相手に共感する時の表情のバリエーションを見てみましょう。

相手に興味と関心を持ってお話を聞くときは、「眉を引き上げる」＋「目を見開く」＋「口を開ける」。興味関心の程度によって強弱を付けたり、どれか一つの表情を少しだけ動かします。

相手のお話を熟考する時には、「眉を中央に引き寄せる」＋「まぶたに力を入れる」＋「唇をプレスする」。怒りの表情と似ているため、真剣にお話をお聞きしているのに、誤解されてしまうので、どれか1つに限定して、「難しいですね」

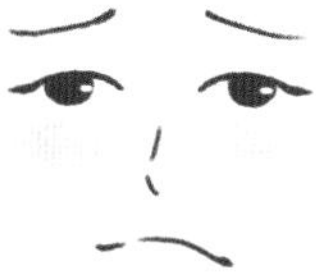

や、話し手であれば、「重要なことをお話します」と添えることができます。

怒っている表情は、「眉を中央に引き寄せる」+「まぶたに力を入れる」+「唇をプレスする」、熟考と同じですが、さらに「目が見開かれる」+「唇に力が入っている状態で口が開かれる」表情です。

悲しみの表情は、「眉の内側が引き上げられてハの字眉」+「口角を引き下げます」+「下唇を引き下げる」。相手の悲しみに共感する時や、謝罪したい時、助けてもらいたい時の表情です。

軽蔑の表情は、「片方の口角が引き上げられる」です。相手を見下している時、相手より優位に立っている事を伝えたい時や、相手より能力があると伝えたい時の表情です。そのつもりがなくても、気を付けたい表情です。

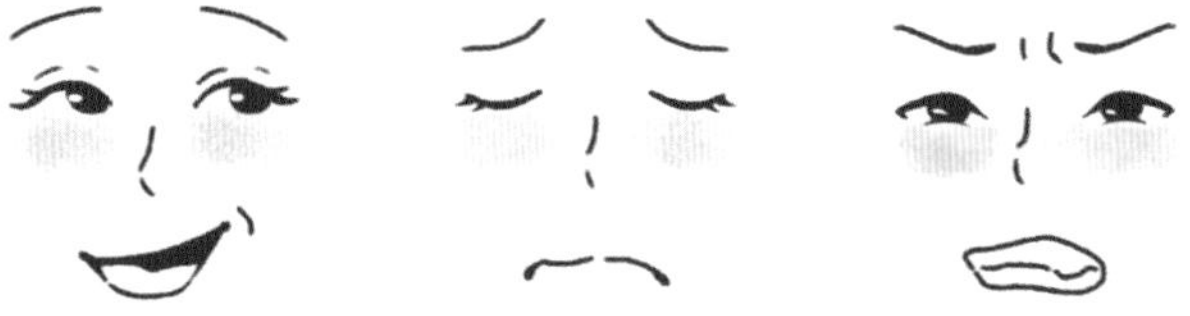

表情から読み取った感情は、伝染します。感情伝染とは、感情が人から人へと広がる現象のことです。あなたが笑顔であれば、相手も笑顔になります。相手の反応が、接遇の成果です。ぜひ、**心をのせた笑顔を伝染させましょう。**

◎　笑いの効果

みなさんは、１日何回笑いますか？　子供は１日平均４００回笑って過ごすと言われています。大人は何回でしょうか？　２０代は、１５回だそうです。５０代になると７回に減っていくと言われています。赤ちゃんや子供の笑い声は本当に癒されます。１か月笑っていない方は、５年後亡くなる確率が２倍になると言われているそうです。**ぜひ、患者さんと、スタッフと「笑い」を伝染させてほしいです。**

笑いの効果は、

・ストレス解消・免疫力挙げる・うつ症状を改善・循環器、呼吸器疾患に良い・糖尿病の血糖を下げる・痛みにきく・認知予防になる・高齢者の睡眠に良い・アレルギー症状の緩和・人間関係良好になるなど多種多様です。

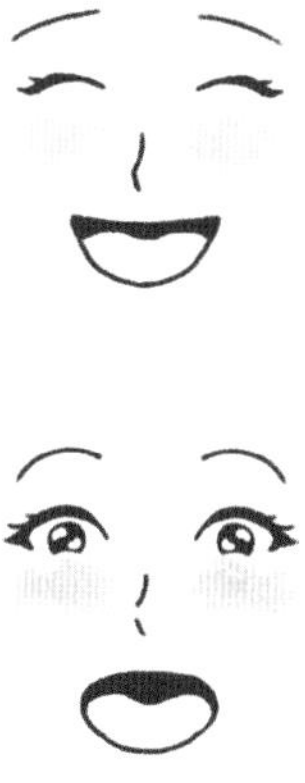

「笑いと心身医療」というお話を、サイコネフロロジー学会で拝聴しました。落語や漫才など面白い内容（ユーモア）で笑うよりも、笑う行動を取るだけでも効果的だそうです。

一番良いのは、家族や友人と声を出して笑いながらウォーキングすることです。難しい方は、笑いの治療「笑いヨガ」をすると良いというお話でした。気難しい高齢の方が朗らかになったと、おしゃっていました。「笑う門には福来る」と言われているように、職場のみなさんと、患者さんと、笑う事を、増やして行ってほしいです。

笑顔と笑いで幸せな職場を目指しませんか。表情豊かに、人生豊かに、幸せ度をアップして行きましょう。

※10　「表情」目標ワークへ

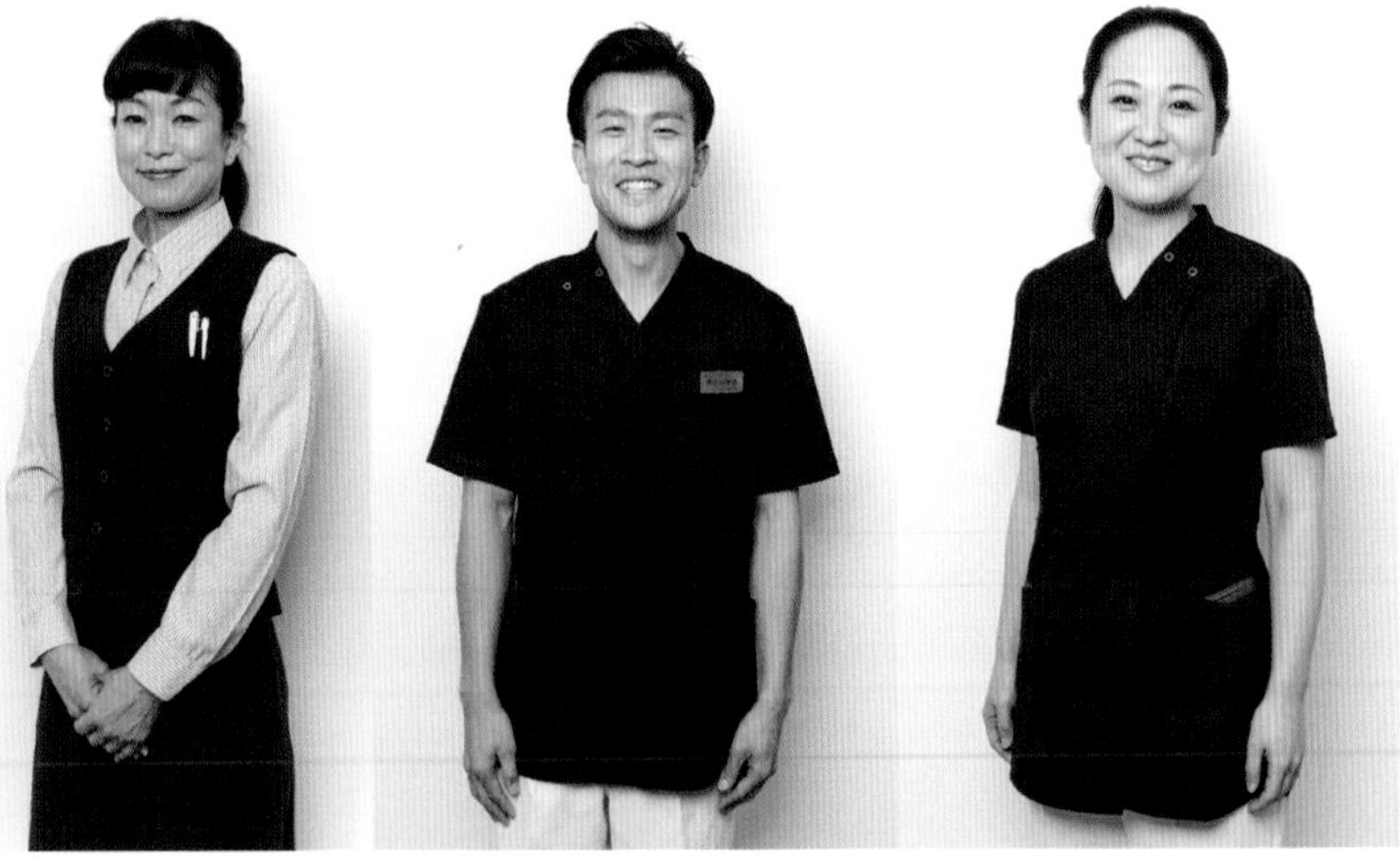

２　挨拶

心の内面を表現する方法「表現スタイル」、２つ目が「**挨拶**」です。「挨拶ちゃんとしよう」と、お子さんに、また部下に言う機会があるかと思います。挨拶って大切なのは知っているけど、理由を説明できますか？

職場でも、「忙しいから何となく」「部下が挨拶できない」「上司が挨拶を返してくれない」などのお悩みをお聞きすることがあります。

挨拶をしないと、どうなりますか？

礼儀がない（教養がない）のかな？　嫌な感じ（敵意があるのか）だな。敬意がない（バカにしてる）なあ。コミュニケーション取れないなあ。やる気なくなるなあ、と相手が感じてしまいます。

挨拶をするとどうなりますか？　礼儀がある（教養）なあ。コミュニケーション取れるなあ。好印象（仲良くなりたい）、敬意（丁寧敬い）があるなあ、連携チームワーク取れる、モチベーション上がる、元気になる、雰囲気良くなる、仲良くなれた、一日のスタートの気合、という効果を感じます。みなさんも感じていらっしゃると思います。

研修では、ここで、スマートフォンで挨拶を撮影していただきます。お互い撮りあっても良いですし、ご自分の前に立てかけて撮影してみてください。いつもの挨拶です。「おはようございます」どうですか？　再生して恥ずかしいと思いますが、客観的に見てください。笑顔ですか？笑う目になっていますか？引きつってますか？声は聞きやすい声ですか？相手に心が伝わる完璧な挨拶できましたか？　ありがとうございます。

挨拶とは

「挨」・・・押し開く、近づく

「拶」・・・迫る

相手の心を開くという意味があります。

挨拶の効果

1. 存在を認めていることを示せる
2. 感謝を伝えられる
3. 仲良くなるきっかけになる

4. 印象の良さを与えられる
5. 緊張をほぐせる

挨拶の効果をわかりやすく言葉にしている作文を法務省の作文コンテストで見つけました。内容は、次のようなものでした。

これを書いた小学生が通う学校では、毎朝校門の前で、生徒が中心となり登校してくる生徒に大きな声であいさつをする「あいさつ運動」を行っているようで、この運動を通じてあいさつの大切さを知ったことを描いています。

それまで恥ずかしがり屋であいさつが苦手だったこの小学生は、ある朝、面識のない上級生から、鉄棒が上手くなるように頑張っている姿をいつも「見ている」と声をかけてくれたことがきっかけとなり、引っ込み思案な気持ちが一気にふっ飛び、学校がとても明るく楽しい場所に変わったというのです。あいさつや声かけは、自分自身がとても明るい気持ちになれるし、知らなかった子どもたちとも心が通い合ったうれしさでいっぱいになると言っています。こうして心を動かされた筆者は、高学年になると下級生に自ら声をかける存在になったというのです。

作文の最後には、あいさつや声かけが自分と相手の心を開いて気持ちを通わせ、明るく温かい空気を運び、一生懸命頑張っていくための不思議なパワーを与えてくれると書かれています。それは社会を明るくする魔法の言葉であり、一人ひとりがあいさつを心がけることで温かくて強いきずなでつながった社会を作り出すことが出来ると信じていると結んでいます。

小学生の率直な言葉で描かれた作文に心が温かくなりました。「あなたをみています」「仲良くしたいです」「敬意を示しています」「安心してください」「感謝しています」「いつもありがとうございます」「よろしくお願いします」「大好きです」という気持ちを一言で伝えられるのが挨拶です。

ぜひ、家族に対して、職場のみなさんに対して、患者さんに対して、この気持ちを持って挨拶してみてください。

今更恥ずかしいとか、挨拶しなくても生きていけるし、あの人苦手だし、と思っていて挨拶しないなら、あなたを無視します、敵意あります、敬意持っていません、見下しています、拒絶していますと言っているようなものです。それはどうでしょうか？

みなさんの心を、挨拶で表現してください。

心をのせて

好かれる人の挨拶の特徴を見てみると、**先に、相手に関心を持つ**ことをしています。

自分を知ってもらいたいと思ったら、まずは相手を良く見て、相手に関心を持つことです。

自分を好きになってもらいたいなら、まずは自分が相手に関心を持ち、好きになることです。自分から先に挨拶したり、挨拶の後に一言添えてココロを表現できます。

相手はどう思うでしょうか？

この人はわたしを良く見ていてくれる。わたしに関心を持ってくれている。

この人はわたしのことを好きでいてくれる。良い人だな、仲良くなりたいなあ、と感じると思います。


この気持ちを心理学では「好意の返報性」と言われています。自分の気持ちを理解してくれた相手のことは自分も理解しようと心が働きます。例えば、スーパーの試食売り場でウインナーどうですか？と１ついただきました。いただいたからには、買わないと、という心理が働きます。また、意識していない異性から告白されて、意識し始め、好きになったという心理も「好意の返報性」です。

研修先のクリニック様では、作文を聞き、感動して涙を流す方もいらっしゃいます。そして、そのあとに、挨拶タイムをして頂きます。そこにいる方一人一人に、心をのせて渾身の挨拶をしていただきました。熱気、笑い声、くしゃくしゃの笑顔、わくわく感、高揚感の雰囲気で満たされました。「明日からこの挨拶やってみます」と仰っていました。それからクリニックの雰囲気が明るくなり、伺うたびにみなさんが積極的に挨拶してくれます。患者さんアンケートを実施した結果、スタッフの対応が「非常に満足」ということでした。ちょっとした気づきで嬉しい変化を感じました。これからも素敵なあいさつを

ぜひ、**相手に関心を持って、自分から先に挨拶したり、挨拶の後に一言添えて、心を表現していきたいですね。**そうすると相手からも感じの良い挨拶が返ってきます。嬉しいですね。

挨拶で自分づくり、してみてください。

※11 「挨拶」 目標ワークへ

3 好感のある声

心の内面を表現する方法「表現スタイル」、**3つ目が「好感のある声」**です。みなさんの声はどんな声ですか？低く落ち着いた声ですか？はきはきした高い声ですか？響きのある声、エネルギーのある声、明るさ優しさやわらかさのある声、艶を感じさせる声、澄んだ声など、**良い声は**

相手が心地よく感じ、記憶や心に残ります。

声はトーンとスピード、強弱、抑揚、間の取り方で、同じ言葉でもイメージや印象が変わります。表情のところでお伝えしました、表情ゲームの「大丈夫」という言葉は、ゆっくり静かに優しく低いトーンで「大丈夫」と言えば、安心感や信頼感を伝えられます。早口で高いトーンで「大丈夫」と言えば、ビックリした興奮した印象になります。早口で中音でぼそぼそと「大丈夫」というと、そっけない感じに聞こえます。「おはようございます」の挨拶の言葉にみなさんは、声でどう表現しますか？

◎声の印象

「あなたをみています」「敬意を示しています」「安心してください　敵意はないです」
「仲良くしたいです」「感謝しています」「いつもありがとうございます」
「よろしくお願いします」「大好きです」という心をのせるために、声も合わせて変えて発声してみることをおススメします。今日もよろしくお願いします、という気持ちなら高いトーンで明るくゆっくりと。１日のスタート頑張ろう、気合を入れて、と行動的に言う時には中音で早いスピードで。敬いたい、品を持ってきちんとお伝えしたい時は、中音のトーンでゆっくりと。安心して欲しい時は、ゆっくり低音でお伝えできます。

心を声で表現してみましょう。

マスク時は声がこもります。良く聞き返されるなあと、お感じになる方は、もしかしたらボリュームが小さかったり、声がこもって聞き取りにくいのかもしれません。声の小さい方は、ボリュームを大きく意識してください。

◎高齢者が聞き取りやすい声の出し方

注意していただきたい点は、マスク時は、声がこもり、聞き取りにくい状況です。患者さんが高齢の場合は、無自覚難聴の方もいらっしゃるので、特に注意が必要です。高齢になると、高い声が聞き取りにくくなり、速度も2倍速に聞こえるそうです。高齢の患者さんと会話が上手くできないなあ、何度も聞き返される方、相手がイライラしている時は、声の出し方を変える必要があります。

マスク時、高齢の患者さんには、**ゆっくりゆっくり、短く区切ってしっかり間を取って、低いトーンで言葉を置くように話します。**ぜひ、練習してみてください。

おススメのアプリがございます。「**想いやりトーク**」と検索していただくと、アプリをダウンロードできます。お題があり、ご自身の声を録音して、高齢の方にどう聞こえるか、分析し、高齢者の聞こえ方が再生されます。録音した声が、「ザザザー」と母音の雰囲気しか聞こえませんでした。いつもよりゆっくり目で録音したつもりでしたが、これでは伝わらないわけだなあと納得しました。そして、お手本の声と、お手本の声が高齢者にはどう聞こえているか聞けます。ゆっくり、短く区切って、低い声でというイメージが理解できると思います。アプリを利用してぜひ、練習してみてください。

◎電話対応の声のトーン

聞き取りやすく、感じの良い声のトーンは、女性の場合は「ミ・ファ・ソ」の音だと言われています。少し高めの音程です。男性も普段よりやや高い音を意識すると良いです。

ミ・・・聞き取りやすく明るく優雅な声
ファ・・嬉しい時の華やかな声
ソ・・・ご契約など、モチベーションが上がった時のエネルギッシュな声

電話に出る時の音程は、
ミ・・・「はい、〇〇病院、△△です。」
ファ・・「いつもお世話になっております。」
ソ・・・「はい、ありがとうございます。」

年齢と、声の質で絶対ミ～ソですよという事はありません。リラックスして出せる声よりやや高めでお話されると、感じの良い聞き取りやすい声になります。「いつもお世話になっております。」という言葉に心をこめると、さらに少し高くなります。男性も同じです。電話の際には、**見えない相手に、感じの良さと、安心感と信頼感を声のみでお伝えします。この声の出し方を身に着けると心が伝わりやすくなります。**そして、高齢の方のお電話であれば、先ほどの声の出し方で。

アナウンサーやコールセンターの方の聞き取りやすい声の出し方を真似てみてください。

素敵な声は、明るく元気になります。温かく包まれたような安心感も与えてくれます。よし、とやる気をUPさせてくれる声もあります。声を褒められる方は自信を持って、さらに使い分けて、自信のない方は、練習で身につきます。自分づくり、ファンづくりの方法の一つとして、応援しております。

※12「好感のある声」目標ワークへ

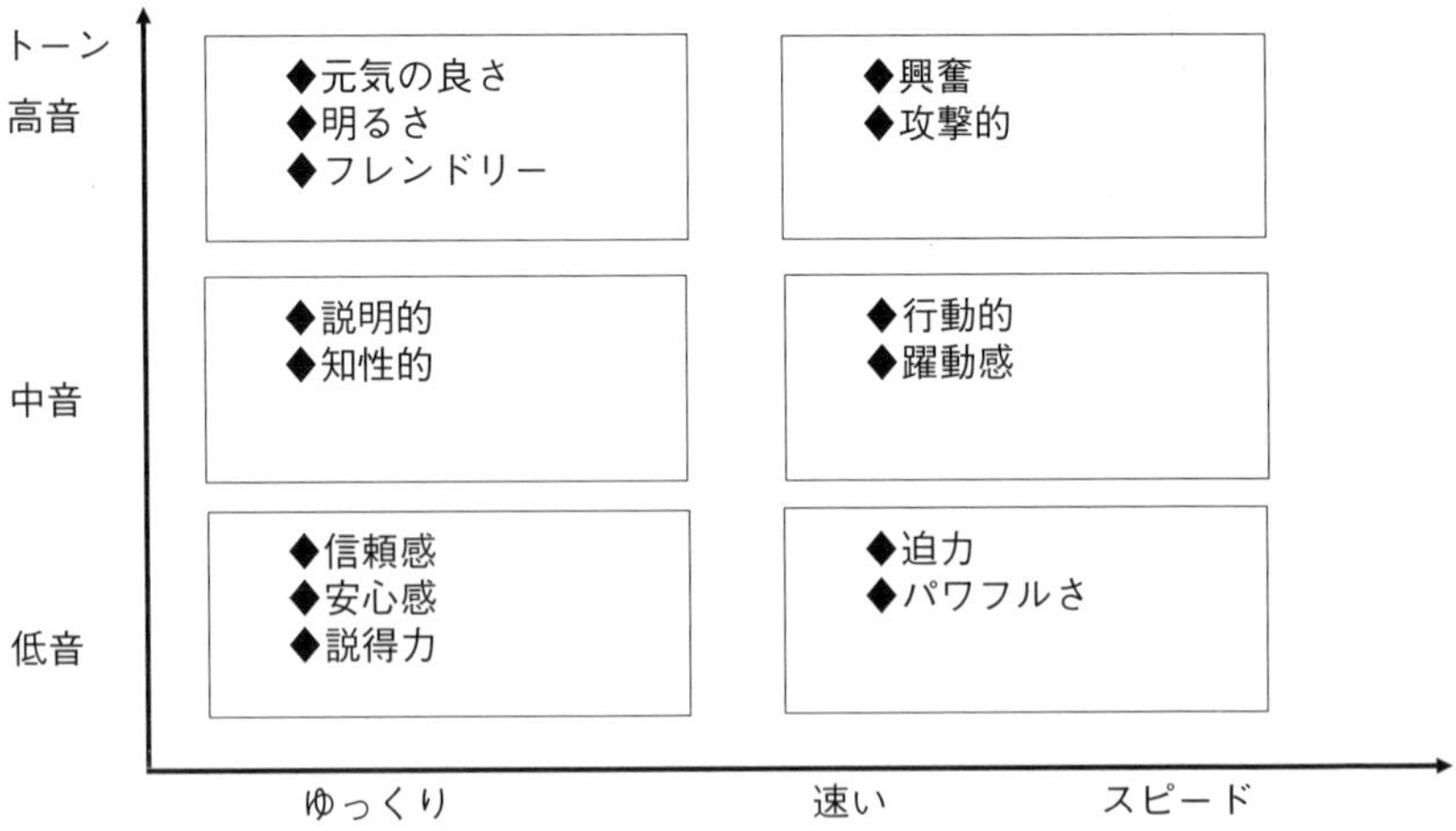

4　所作

尊厳、敬意、礼儀礼節など、日本には相手を重んじる表現方法がたくさんあります。**心の内面を表現する方法「表現スタイル」**、４つ目が「**所作**」です。普段みなさんは、どんな振る舞いや身のこなしをしているでしょうか？腕組みして威圧的な印象を与えていませんか？後ろで手を組んで暗く横柄な印象や、前で手を組んでかしこまりすぎた印象を与えていませんか？医療現場で、患者さんやスタッフに感じの良いと思われる所作はなんでしょうか？

◎　姿勢　（立ち方、歩き方、座り方、かがみ方、お辞儀の仕方）

姿勢態度の所でもお伝えしました、**正しい姿勢**を意識しましょう。足を開いて立つとだらしない印象に、猫背は疲れて自信がないやる気のない印象になります。耳・肩・骨盤・くるぶしが一直線上にあるように立ちます。壁に立つ姿勢矯正トレーニングと同じです。姿勢が良い人を見ると、シャキッとしていて、凛としていて素敵だなあと、とても気持ちの良いものです。目指して行きたいですね。

そして、歩き方は、がに股でダラダラ歩きや足音をドスドス、バタバタと歩くと、どんな印象でしょうか？せっかちで、横柄で大雑把という印象を持たれます。そのような方に命を預けたり、治療をお願いしたいと思うでしょうか？丁寧に寄り添ってくれて、配慮してくれる方と思うでしょうか？とても勿体ないことです。また、猫背歩きはどうですか？自信がないように見えます。ついつい床を見て下を向いて歩きがちです。５メートル先を見て一本の線を挟むように歩くと猫背歩きにはなりません。ぜひ、歩き方も姿勢を正し、足音を意識してテキパキ歩くよう心がけてください。姿勢一つ歩き方一つで、相手への向き合い方が垣間見れます。感じの良い人と見られるように、気を付けたいですね。

背もたれに寄りかかり、背筋を丸めて座っていませんか？だらしのなさや、やる気のなさを感じさせてしまいます。腕を組んで背もたれに寄りかかり、足を組んで座っていませんか？相手にとって威圧、反抗的な態度と受け取られてしまう事があります。背筋を伸ばして背もたれに寄りかからず、女性は膝と足元を揃えて横に流し、男性は骨盤幅で足を置くよう意識してみてください。相手を重んじる所作を知っている人だなと良い印象を持っていただけます。

相手から見て良い印象のかがみ方は、拾いたいものに横の位置に立ち、片足を少し引いてから、膝が開かないように、背筋を伸ばしたまま腰を落としてしゃがみます。立つときも同じです。物を拾うときや靴を揃える時に無意識に身体を真正面に向けて背中や腰を曲げて、立ったまま手を伸ばします。

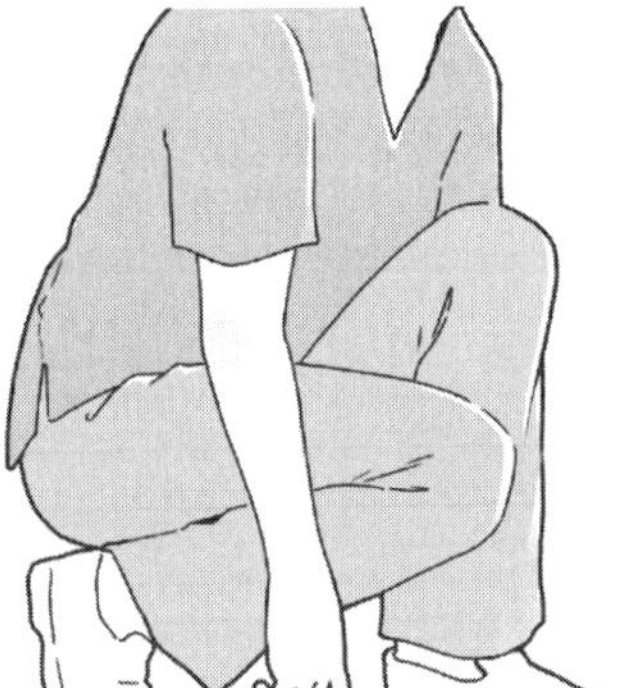

そうすると、両膝が開いてしまったり、腰にも負担がくる良くない姿勢です。大雑把で見栄えが悪い印象になります。どっこいしょ感が見えてしまいます。見られている意識をお持ちになり、相手から見てどう見えるかを意識していきたいですね。

お辞儀にも３つ種類があります。会釈と、敬礼と、最敬礼です。みなさまが良く使うお辞儀は会釈です。挨拶時やお願いをする時に無意識に使っています。頭だけ前に突き出してする会釈は誠意を感じず軽い印象になります。背筋を伸ばし、おへそや骨盤の辺りから上半身を15度、前傾します。背筋を伸ばすことがポイントです。クレームなど謝罪やお見送り時には、45度の最敬礼で丁寧にゆっくり前傾します。目線は1．５メートル先を見ます。手の場所は、男性は体の横に添わせて、女性は指を揃え、左手を上に重ねておへその位置で組みます。

◎手の所作

男性も女性も意識していただきたい手の所作です。書類をお渡しする手の所作、「あちらです」とご案内する時の手の所作、「こちらにサインをお願いします」の手の所作はどうしていますか？研修をさせていただく中で、惜しいなあといつも感じています。どんなに患者さんから信頼されていて良い関係が築かれていても、手の所作がないと、敬意がなく見えます。患者さんも大切に思ってくれていないと感じます。手の所作なんてと、小さなことに見えますが、とても大きなことです。相手を重んじていますよという表現で一目瞭然の表現方法です。

親しい中にも礼儀ありという言葉通り、手の所作だけは崩すことなく表現していただきたいです。

お渡しする時・・・渡すものを両手で丁寧に持つ。（片手で渡さない、丁寧さにかけ、投げやりに見える）自分のおなかの高さから、相手の胸の高さに弧を描くように差し出す。相手の目を見て笑顔で渡す。指先をそろえると良いです。

受け取る時・・・相手の目を見て笑顔で受け取る。引き寄せて下ろす。指先を揃えると良いです。

ご案内時の手の指し示し方・・・指先を揃えて（親指も添える）、手のひらを相手の顔を照らすように向けて指し示す。その方向に視線を向けるとわかりやすい。

手元の資料を指し示す時・・・指を揃え、手のひらを上に向けて、優しく指し示す。小さな字やサインを頂く場所には、手のひらを上にした指先で指し示す。それでもわ

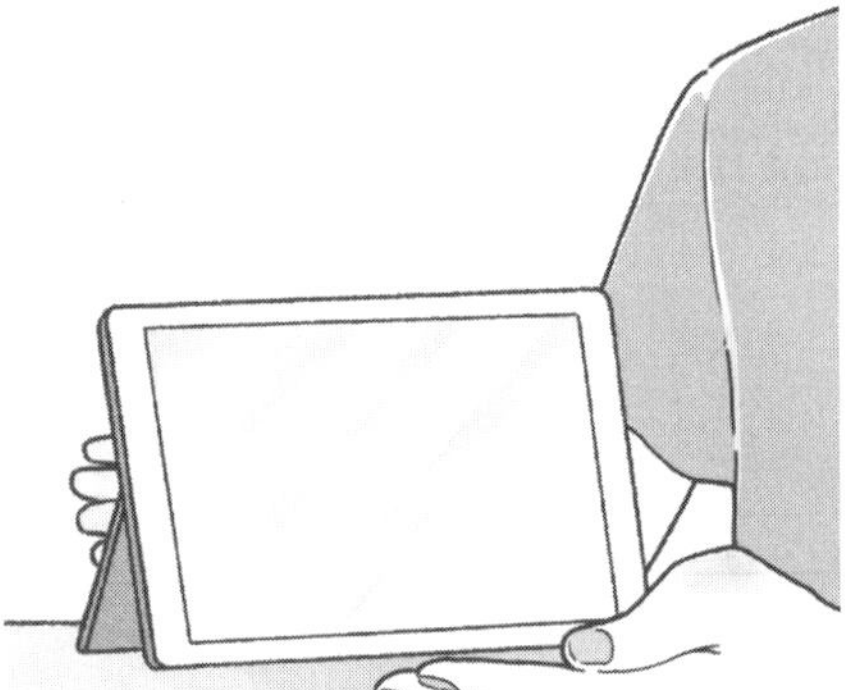

かりにくい場合は指やペンで指し示すこともできる。その時は、「指で失礼します」「ペンで失礼します」と一言添えて指先やペンを相手に向けないように指し示す。

こうした細かい配慮が普段からできていれば、信頼していただけて、あなたに対して協力したい、頼りたい、お願いしたいと言う気持ちになります。相手を重んじていますので、あなたを重んじてくださいます。所作は習慣です。繰り返し意識していれば身につきます。一生モノのスキルになります。所作で相手を敬う自分づくり、ファンづくりを続けていただきたいです。

※13「所作」目標ワークへ

5　言葉遣い

尊厳、敬意、礼儀礼節など、日本には相手を重んじる言葉の表現方法がたくさんあります。**心の内面を表現する方法**「**表現スタイル**」、５つ目が「**言葉遣い**」です。医療現場のみなさまは、「敬語苦手です」という方が大勢いらっしゃいます。今までの人生で、家庭で、学校で、バイト先で、職場で、敬語を使う経験をしてきたか、してこなかったかということです。今からでも意識すれば、すぐに使えるようになります。

1. ため語

「いやいや、患者さんとコミュニケーション取るのに今さら敬語で話すなんて患者さん嫌がるよ」という方もいらっしゃると思います。アットホームな透析クリニックでは、**ため語や方言で接し、患者さんに安心して治療いただいています**。それは悪いことではないと私は思っています。スタッフ同士の円滑なコミュニケーションとして、ため語で話すスタッフもいらっしゃるのは事実です。長い時間チームとして業務をしていますので理解できます。それは、信頼関係ができているからです。ただ、信頼関係ができていても、問題が起きていることも事実です。患者さんによっては、スタッフによっては、馴れ馴れしく感じ、馬鹿にされている、軽く扱われた、認めてもらえない、と感じてトラブルになる事が多々あります。

私も実際に体験しました。かかりつけの病院ではなく初めての病院に行きました。仕事の合間にパッと行きたいと思い、カチッとしたジャケットを羽織り、仕事着で伺いました。ベテランの看護師の方に検査の説明を受けました。「川崎さーん、説明しますねー　これねー　見てもらうとー　わかるんだけどー　そうなのー　大丈夫？ー　今日は終わりねー」という明るい柔らかい温かい話し方でした。私がおばあちゃんか、または子供か、または幼児の母親であれば、全く問題なく、寄り添って伝わりやすい声でゆっくりお話しくださったので好感を持てるのですが、仕事の合間に来ましたという服装で、私の話し方ものんびり口調ではなく、的確な指示が欲しかったので、テキパキとお話をしました。私の気持ちはと申しますと、普通に敬語でテキパキとお話いただきたかったです。先生には敬語を使っていたので、敬語が使える方でした。私には敬語でなく、患者さんみなさんにこう接するのかな？と慣れが見えましたし、軽く扱われたような気持ちになりました。声のトーンや抑揚は完璧でした。笑顔も素敵でした。安心信頼できる方でした。ただ、敬語でないだけで、勿体ないなあと感じます。私は接遇講師なので、勉強させていただいたという気持ちですが、不快に思う方もいらっしゃいます。お気をつけいただきたいです。

親しみを込めた「ため語」、馴れ馴れしい「ため語」、親しみを込めた「敬語」、馴れ馴れしい「敬語」が存在しています。後ほど、親しみと馴れ馴れしさの違いについて触れていきます。そこから、敬語とため語をどう使って行ったら良いか考えていきましょう。

2. 患者様

患者さんに、患者様または○○様とお呼びし、お話する病院やクリニックがあります。患者さんは、サービスを受けるお客様とは立場が違います。治療はサービスではありません。**治療は患者さんの協力関係のもと、一緒に進めることです。**へりくだって「様」とお呼びする事は、協力関係になるでしょうか？ご協力いただだかずに、何でもかんでもやってあげて当たり前という関係ではありません。一緒に足並み揃えて、効果、影響を期待して、協力関係のもと、治療を進めます。患者さんにも一緒に治療をしていきましょうという寄り添いを感じていただくためにも、「さん」とお呼びする方がよろしいかと思います。

かしこまりすぎず、親しみを込めた話し方（敬語×ため語）はどうしたら良いでしょうか？

第5章

3. 馴れ馴れしさと親しみやすさの違い

親しみやすさと馴れなれしさは紙一重です。相手に与える印象は「好感のある人」か、「不快な人」か、と正反対の印象になります。

親しみやすさと馴れ馴れしさの境界線はなんでしょう?


馴れ馴れしい敬語を聞いたことがありますか?「激寒ですよね」と「激寒」と省略した友達言葉に敬語で「ですよね」とお話ししています。崩した言葉遣いに、違和感を、感じます。

「はい、はい、はい」と、繰り返し相づちしたり、話にかぶせてくる方は、気を付けてください。相手は軽く扱われたと、不快で悲しい気持ちになります。


では、馴れ馴れしいため語はどうでしょうか?敬語をきちんと使う方の相づちが「うんうん、そうそう」と返ってくると、途端に距離が近くなり、馴れ馴れしく感じます。

職員の間で、フレンドリーな人に見られたいのか、場に合っていない呼び捨てやあだ名を使う方がいらっしゃいます。また、患者さんに対しても、「おはよー、今から血圧測るねー、もう測った?」いかがでしょうか?

先ほどお話した、子供扱いのような言葉も含まれます。軽く扱われているように感じます。

馴れ馴れしい人の特徴は、自分勝手・見下している・相手の都合を考えない・距離が近い・ボディータッチが激しい・察することが苦手・友達だと勘違い・愛情不足やコミュニケーション不足を補うため・知識不足から親しみやすさを勘違いしています。**自分が主体の思考です。自分は良かれと思っているかもしれません。相手やそれを見てる周りの人もそれが嬉しいし楽しいはずと、自分主体の考えをお持ちなのかもしれません。**

親しみのあるため語はいかがでしょうか？正しい敬語を心がけている方が、ため語と敬語を使い分けて自然体で会話を楽しんでいる様子を見ると、ため語が気になりません。

親しみがある人の特徴は、尊厳・尊敬・敬意・思いやり・愛情・笑顔・配慮・共感・丁寧・謙虚・人によって態度を変えないです。

相手が主体の思考です。相手に寄り添った言葉遣い、接遇の心を表現しています。患者さんは、年功序列の縦社会を生きてきたのかもしれない、地位のある立場かもしれない、プロのサービス業の方かもしれない、相手を重んじることを大切にしている方かもしれない、こんな想像をすると、どんなにフレンドリーな患者さんでも、敬意を持ってお話したいと思いませんか？親しみのある方は敬語を崩しません。フレンドリーな患者さんでもそうでない患者さんでも敬意を持って言葉遣いを変えることはしません。

第
5
章

親しみを込めてたつもりが、親しみやすさを勘違いしていませんか？あなたの思考は、相手が主体ですか？　自分が主体ですか？　正しい敬語を心がけ、相手に敬意を払いましょう。会話を楽しむ中で、自然と敬語を柔らかく表現することができます。「～ですよね」「～ですね」。今さら敬語にすると患者さんが嫌がるよという方は、へりくだったり、かしこまる必要はなく、普段の会話プラス、何かお願いする時は、「お願いできますか？」「よろしいですか？」と敬語で質問して依頼型にすると、相手は自分を尊重してくれていると感じます。まずは、お願いする際に、依頼型にするだけでも敬意が伝わります。ぜひ、これだけでも実践してください。

次に、正しい敬語を心がけます。正しい敬語を使わなければ、身につきません。正しい敬語とは？

4.　敬語の必要性

相互の尊重する気持ちを自己表現することが敬語の指針です。昔は、上下関係を表す時代背景がありました。現代においては、**その人を尊重しようという気持ちを表すことです。**

敬語の種類は5種類あります。

尊敬語、謙譲語1、謙譲語2、丁寧語、美化語です。良く使う3つの種類を見てみましょう。

◇　丁寧語

丁寧な言い方で相手に敬意を表す

「です・ます」「ございます」をつける言い方

↓職場の会話のキホン

◇　尊敬語

相手を高める表現で敬意を表す言い方

「お〜になる」「れる」「られる」をつける

↓主語は相手の方

◇　謙譲語

自分の動作や状態をへりくだることで相手を間接的に敬う言い方

「ご〜する」「伺う」

↓主語は自分（身内）

敬語力チェックシートでよく使う敬語を、後ほど振り返ってみてくださいね。

お願いするとき
お手数おかけしますが
恐れ入りますが
ご面倒でなければ
失礼ですが
御足労をおかけしますが
可能であれば

説明や報告をするとき
おかげさまで
誠に勝手ながら
ご心配かもしれませんが

反論するとき
お言葉を返すようですが
申し上げにくいのですが

聞くとき
お尋ねしたいのですが
差し支えなければ
よろしければ

断るとき
あいにく
せっかくですが
残念ながら
申し訳ありませんが
お気持ちはありがたいのですが

5. 安心・信頼して頂ける言葉遣い

法則① クッション言葉を使い、表現を和らげる
法則② 相手に優しい言葉を使う
法則③ NG敬語を理解し、正しい敬語を使う

法則① クッション言葉を使い、表現を和らげる・・・・・・・・・・・・・・・・・・

いかがでしょうか?ぜひ、1つか2つ使ってみてください。また、プラス気持ちをお伝えすると、さらに柔らかい印象になり、丁寧さが伝わります。この後の会話を3パターンでお読みいただくと固いのか柔らかいのかさらに丁寧さを感じるか読んでみてください。①ベース分のみ、②クッション言葉とベース分、③ベース分とクッション言葉と気持ちの要素です。

ベース文+クッション言葉+気持ちの要素:お電話で

「明日、お打合せの約束なのですが、近くを通りかかったので、いらっしゃればお会いしたいのですが。ご都合いかがですか?」

「(**あいにく**)ただいま、都合がつきませんのでお打合せできかねます。(**申し訳ございません。**)」

「そうなのですね。わかりました。では明日、うかがいます。」

「はい、お願い致します。14時のお約束でしたが、その前の予定が長引きそうですので、（**可能であれば**）15時のお時間に変更できますか？」

「大丈夫ですよ、明日の15時にうかがいます。」

「（**ありがとうございます。**）（**御足労おかけしますが**）よろしくお願いいたします。」

法則②　相手に優しい言葉を使う・・・・・・・・・・・・・・・・・・・・
治療に関わるお願いやご案内があります。その際には、指示命令や、禁止事項をお伝えしなくてはいけません。相手に敬意を払いつつ協力いただく、伝え方です。

1）「お話を聞かせてください。」　**ください　↓　指示命令**
クッション言葉＋依頼型：
「もしよろしければ、お話を聞かせていただけますか？」

2）「これに触らないでください」　**しないで　↓　禁止**
クッション言葉＋依頼型：
「恐れ入ります、お手を触れないようお願いしております、よろしいでしょうか？」

3）「10分しかお話できません。」
できない　↓　否定
クッション言葉＋肯定する言葉＋依頼型‥
「よろしければ、10分程ですが、お話ししませんか？」

法則③　NG敬語を理解し、正しい敬語を使う…………………………

知らず知らずのうちに間違った敬語を身に着けていることがあります。私も企業受付の仕事をする前までは、「～大丈夫ですか」「よろしかったですか？」を良く使っていました。現在は、外食をする際に、ホールサービスの若い方が使っている場面を良く目にします。

	尊敬語（主語は相手）	謙譲語（主語は自分）
行く	行かれる・いらっしゃる	参る・伺う
言う	おっしゃる	申す
食べる	召し上がる	いただく・頂戴する
する	なさる	いたす
いる	いらっしゃる	おる
会う	会われる・お会いになる	お目にかかる・お会いする
見る	ご覧になる	拝見する
来る	お見えになる・いらっしゃる	参る・伺う
もらう	くださる	頂戴する・いただく
尋ねる	お尋ねになる	伺う
知る	ご存じ	存じる・存じ上げる
聞く	お聞きになる・聞かれる	伺う・拝聴する
読む	読まれる・お読みになる	拝読する

ちょっとした会話の中で、表のような敬語が聞こえてくると、「きちんとしているな」と患者さんに感じていただけます。また、外部の方とお電話したりお会いする場面では、必要です。

■正しい敬語を使う(1)

こっち	➡	こちら
どこ	➡	どちら
今	➡	ただいま
さっき	➡	さきほど
あとで	➡	のちほど
これから	➡	今後
～したらすぐ	➡	～し次第
きのう	➡	さくじつ
きょう	➡	本日
あした	➡	みょうにち
自社の呼び方	➡	当社・自社・弊社・当院
相手会社の呼び方	➡	御社・貴社・貴院・貴クリニック
社外の人の呼び方	➡	○○(役職)の○○様
社外の人に対して 社内の人の呼び方	➡	呼び捨て ○○(役職)の○○(名前)

■正しい敬語を使う(2)

「よろしかったですか？」	➡	「よろしいですか？」「よろしいでしょうか？」
「あちらになります」	➡	「あちらです。」「あちらでございます。」
「お会計のほう」	➡	「お会計を」 ※「ほう」は2つ以上選択肢がある場合に使う
「お名前頂戴できますか」	➡	「お名前をお聞かせいただけますか」「教えていただけますか」
「～で大丈夫ですか」	➡	「よろしいでしょうか」「よろしいですか」
「○○さんおられますか」	➡	※相手に謙譲語を使っているのでNG 「○○さんいらっしゃいますか？」
「おっしゃられた件ですが」	➡	※敬語を重ねる二重敬語NG 「おっしゃった件ですが」

敬語力チェックシート（医療・接遇の基本編）

問題1；下記の下線部分の言葉を敬語で表現してみましょう。【　　　】に記入してみましょう。

私が透析室に行きます。【　　　】
師長はなんと言いましたか。【　　　】
私は患者さんにこのように言いました。【　　　】
お食事はもう食べましたか？【　　　】
私は昼食をこれから食べます。【　　　】
ご家族の方は何もする必要はございません。【　　　】
すべて私どもがします。【　　　】
先輩は何時までいますか？【　　　】
Aさんのご家族に会いました。【　　　】
先輩はあのカルテを見ましたか？【　　　】
私はそのカルテを見ました。【　　　】
患者さんの家族が来ました。【　　　】
患者さんの家族から着替えをもらいました。【　　　】
あちらの看護師に尋ねてください。【　　　】

問題2；下記の【　　　】にクッション言葉を記入してみましょう。

検査の時間が変更になったことは知っていますか？【　　　】

例）用紙への記入をお願いしたい
【こちらの用紙にお名前をご記入ください。

例）こちらに来てもらいたい
【○○クリニックまでお越し頂けますでしょうか。

例）名前を聞きたい
【お名前をうかがってもよろしいでしょうか？

例）確認したいことが２点ある
【２点確認させて頂けますでしょうか？

例）至急申し込みして欲しい
【申し込みの期限が本日までとなっております。早めのご確認をお願い致します。

「あー全然できなかった」という声が毎回多いです。それで、良いです。気づけたことが素晴らしいです。研修後「よろしいですか」をみなさん使うようになりました。印象が全然違います。尊厳、敬意、礼儀礼節など、日本には相手を重んじる言葉の表現方法がたくさんあります。親しみのこもった敬語であなたを重んじていますという気持ちを表現して自分づくりをしていきましょう。

※「敬語力チェックシート回答」最後へ

※14「言葉遣い」目標ワークへ

6 電話対応

尊厳、敬意、礼儀礼節など、日本には相手を重んじる言葉の表現方法がたくさんあります。**心の内面を表現する方法「表現スタイル」**、6つ目が「**電話対応**」です。見えない相手に、感じの良さと、安心感と信頼感を声のみでお伝えします。相手を重んじている気持ちや丁寧さを伝える声の出し方を身につけましょう。感じの良い電話対応のポイントをお伝えいたします。

◎見えないところにも気を配る

電話相手は見えませんが、声の調子でみなさんがどんな姿勢でお電話に出ているか伝わります。頬杖をついて座っていたり、猫背だと、声がこもりますし、呼吸や声の出し方から、やる気のない声の印象になります。姿勢を正して、お腹に力を入れて、ありがたくお電話を受ける気持ちを大切にしてください。ぜひ、「いつもお世話になっております。」の時には、一緒に会釈をしてみると、その気持ちと息づかい相手に伝わり、丁寧な心が届きます。

また、メモを取りましょう。社名、お名前、用件、電話番号など相手の情報を忘れないよう書きます。

◎スピード

電話を受ける場所が決まっている病院は、電話相手をお待たせせずにスピーディーにお繋ぎできるよう心配りと業務改善が必要です。電話をかけて鳴るコール時や、応答待ちの時は、時間が長く感じ、ずっと待たされていると感じると言われています。コール音３回までに出て、それ以上は「大変お待たせしました」と付け加えると良いです。

電話を受ける場所が決まっていない病院は、着信音が鳴ったら、**すぐに出る意識を職員全員でお持ちください。**受付が患者さん対応したり、他外線の電話対応をしていると、透析室や他事務室など院内の電話が鳴りっぱなしというお話をお聞きします。受付事務以外の職員は「自分の仕事ではない」という意識があるのかもしれません。患者さんからのお電話であれば、他職員が取る方が、話が早い場合あります。積極的にお電話を取ることをおススメします。

◎聞き取りやすい話し方　口癖気をつけましょう。

ぜひ、ご自分の電話中の声を録音録画してみることをおススメします。研修でも録画していただき、ご自身の口癖に気づいていただきます。慌ててしまうため、「あっ」「あっ」と最初に話すクセが出てしまう方、多いと思います。また、言葉の端々で「すみません」「すみません」と連呼している方もいます。何も謝る事がなく、気遣いの「すみません」なのですが、１回でお伝えした方が良いところを、連呼していると、相手が恐縮してしまいますし、ただ慌てていて、こちらも、そのペースにつられて、ドキドキ慌ててしまいます。「えっと・・」、「はあ」など相手が聞いて不快な言葉もあります。「えっと・・」は分からないのか、自信のない印象に聞こえます。相手が不安になりますので、使わないように気を付けたいですね。「はあ」の相づちは、相手にとって不快です。知らない事に責任持ちたくないので曖昧にしたいのかな、私と話しを続けたくないのかな、イントネーション次第では馬鹿にしていると、相手は感じます。「はあ」の相づちでなく、あなたの話しを丁寧にお伺いしたいですという気持ちをのせて「はい」と受け止めていただきたいです。

◎聞き取りやすい声

お電話は、対面より、ゆっくりとお話ください。感じの良い声のところでもお伝えしましたが、高齢の患者さんからのお電話であれば、さらにゆっくりはっきりと区切ってお話するよう心がけてください。お電話は緊張しますという方が多いです。私も未だに緊張しますし、お気持ちがとてもわかります。相手も要件が伝わるか、同じく緊張されているかもしれません。ここは、落ち着いて、ゆっくりとお話ください。気持ち少し高めのトーンで明るく発声してみましょう。録音したご自身の声を聴いて声の調整をしてみてください。

◎正しい敬語とクッション言葉と依頼型を使う

声と言葉遣いで相手への敬意をお伝えします。言葉遣いのところでお伝えした内容を、繰り返しチャレンジして身につくように、お話くださいね。

◎ **話の全体像を伝える**

こちらが電話をかけるときは、伝える内容を簡潔にお伝えします。5W1Hで要点を自分でも把握し、お伝えするとスムーズです。私も電話をかける際には、付箋に書き出します。

いつ(when)／どこで(where)／誰が(who)／なにを(what)／なぜ(why)／どのように(how)

◎ **文章は最後までしっかり話す**

こんな場面を見かけました。「師長は席を外しておりますが・・・・。」「師長は他の電話に出ておりますが・・・・。」

私も以前クセでこう言っていました。正しくは、「師長は席を外しております。いかがいたしましょうか。」「師長は他の電話に出ております。終わり次第、こちらからお電話いたしますがいかがいたしましょうか?」です。「～なんですが・・・・。」と曖昧な表現は避けましょう。どうするか相手に聞いたり、こちらから提案していきましょう。曖昧にせず、最後までしっかりとお伝えしましょう。

◎ **相づちをうつ**

お電話では、しっかり相づちを打ちます。相手のお話を「丁寧にしっかりお聞きしてます。」という気持ちをのせて、「はい」「そうなんですね」「かしこまりました」「ありがとうございます」きちんとお伝えしましょう。

◎復唱確認をする

最後に、相手がお伝えいただいた内容を復唱します。メモを取った内容や用件を「確認のため復唱させていただきます」「確認させていただいてもよろしいですか」と復唱します。

簡単なポイントをお伝えしましたが、長年慣れてしまった電話対応を変えることの難しさも知っています。

あるクリニックから電話対応を強化して欲しいというご依頼を受けました。マニュアルをお渡ししても、慣れてしまった言葉が抜けません。取次ぎも探しに行って待たせてしまう、そして、口癖やイントネーション、最後まで言い切ることを何度もお伝えしました。時間がかかりましたが変化しました。別件で電話するたびに「素敵な電話でしたよ」とお伝え出来る事が増えました。でも、「慌ててしまって早口になる」ということでした。現在も継続して取り組んでいます。相当の努力や意識がないと難しいのです。でも、一度身についてしまえば、一生モノのスキルになります。落ち着いてできるようになります。練習あるのみです。ＹｏｕＴｕｂｅに電話コンクールの優勝者の電話対応がＵＰされています。ぜひ、参考にしていただけたらと思います。苦手でもできるようになります。自分づくりしてみてください。

※15　「電話対応」　目標ワークへ

7　ビジネス文書

悩まない書き方　ビジネス文書の基本 ＆ ＳＮＳ・メール

業務には、文書がつきものです。上司への報告文書、会議に提出する資料や議事録、他院への連絡文書送付など多種多様なものがあります。業務の中で、文書とはコミュニケーションの重要な手段です。業務には様々なコミュニケーションが発生します。口頭でのやりとりは混乱や手違いなどトラブルをひきおこす原因となります。また、「今日は時間がないから口頭で伝えよう」と皆が例外をつくりだすとコミュニケーションは例外で溢れてしまいます。このようなことがないように組織では、書き方に形式をつくり実行しています。

文書でやりとりを行うのは、「伝えたい内容を伝えたい人に間違いなく伝えるための手段」であり、また、「記録として残す」ためです。　悩まない書き方　ビジネス文書の基本　＆　ＳＮＳ・メール　について解説します。

ビジネス文書とは

◎ビジネス文書の目的

ビジネス文書の最大の目的は、「情報を伝達する」ことです。情報を伝達するために必要なことは、

✉**正確に書かれていること**
✉**一目でわかること**
✉**わかりやすいこと**
✉**簡潔に書かれていること**

などです。

◎ビジネス文書作成のポイント

✉**横書きが原則**

社交文、儀礼的な文書の場合は縦書きが一般的です。

✉**タイトルをつける**

ビジネス文書は〝内容が一目でわかること〟が重要です。タイトルを書いておけば、細かい内容はともかく、何についての文書かがすぐにわかります。

✉**最初に結論を書く**

忙しい人に文書の冒頭でこちらの意図を伝えるためです。最初に結論を書き、理由・いきさつ・事情などの補足説明を続けます。

✉**平易な言葉で書く（平易：やさしくわかりやすいこと）**

ビジネス文書はかたい文書だからと思い、難しい言葉を使って書く人がいますが、読んだ人すべてにわからなければ意味がありません。社会人として普段使っている言葉を基本とします。

✉センテンス（文）は短く

接続詞を多用すると、文が長くなり、読みにくく、理解しにくい文章になります。文を短くするためにも、箇条書きを大いに活用します。

✉丁寧に書く

今はパソコンで書くのが主流ですが、特に礼状や見舞い状など心を込めた場合など、手書きがまったくなくなったわけではありません。字に自信のない人でも、丁寧に書くようにします。

✉「です・ます」調、「である」調のいずれかに統一する

「です・ます」調と「である」調が混在すると読みにくく、配慮が足りない印象を与えます。

✉チャート・グラフ等を用いる

情報を視覚化することで文書をさらに読みやすくすることができます。

◎正しい文書を書くために

✉書き終わった後に見直す習慣をつけましょう。特にパソコンで作成した文書は印書したあとに読んで確認をしましょう。

・規格や文書の様式はあっているか

・あて先の部署名や相手の氏名、役職などに間違いはないか
（特に氏名・役職の間違いはとても失礼なことになります）
・誤字・脱字がないか
・難しい専門用語を使いすぎていないか
・通常では読めない漢字を使っていないか
・伝えたい内容にモレがないか
・添付資料などの付属のものがあれば、その旨記載してあるか

✉漢字や語句の意味など不確かなものは必ず辞書で確認しましょう。

今は文書をほとんどパソコンで作成するため、漢字を覚えていなくともよいと思いがちです。ところが変換された字がいくつかある場合、「多分、これでいいだろう」と判断するためか、意外に間違いが起こります。

✉句点（。）読点（、）をはっきり打ち、区切りを明確にしましょう。

✉5W2Hで内容を確認しましょう。

内容にモレがないか、間違いがないかを５Ｗ２Ｈにもとづき確認します。金額、数量、日付などの数字の間違いは、大変な問題に発展する危険があります。入念なチェックが必要です。

参考：５Ｗ２Ｈとは？

■ 5W2H とは

When	いつまでに行うか
Who	誰が行うか
What	何を行うか
Why	何のために行うか
Where	どこで行うか
How	どのような方法で行うか
How much	費用はいくらか

◎ビジネス文書の種類と基本フォーム

文書の種類

ビジネス文書には、大きく分けて院内文書と院外文書の2つがあり、それぞれ多種類の文書があります。

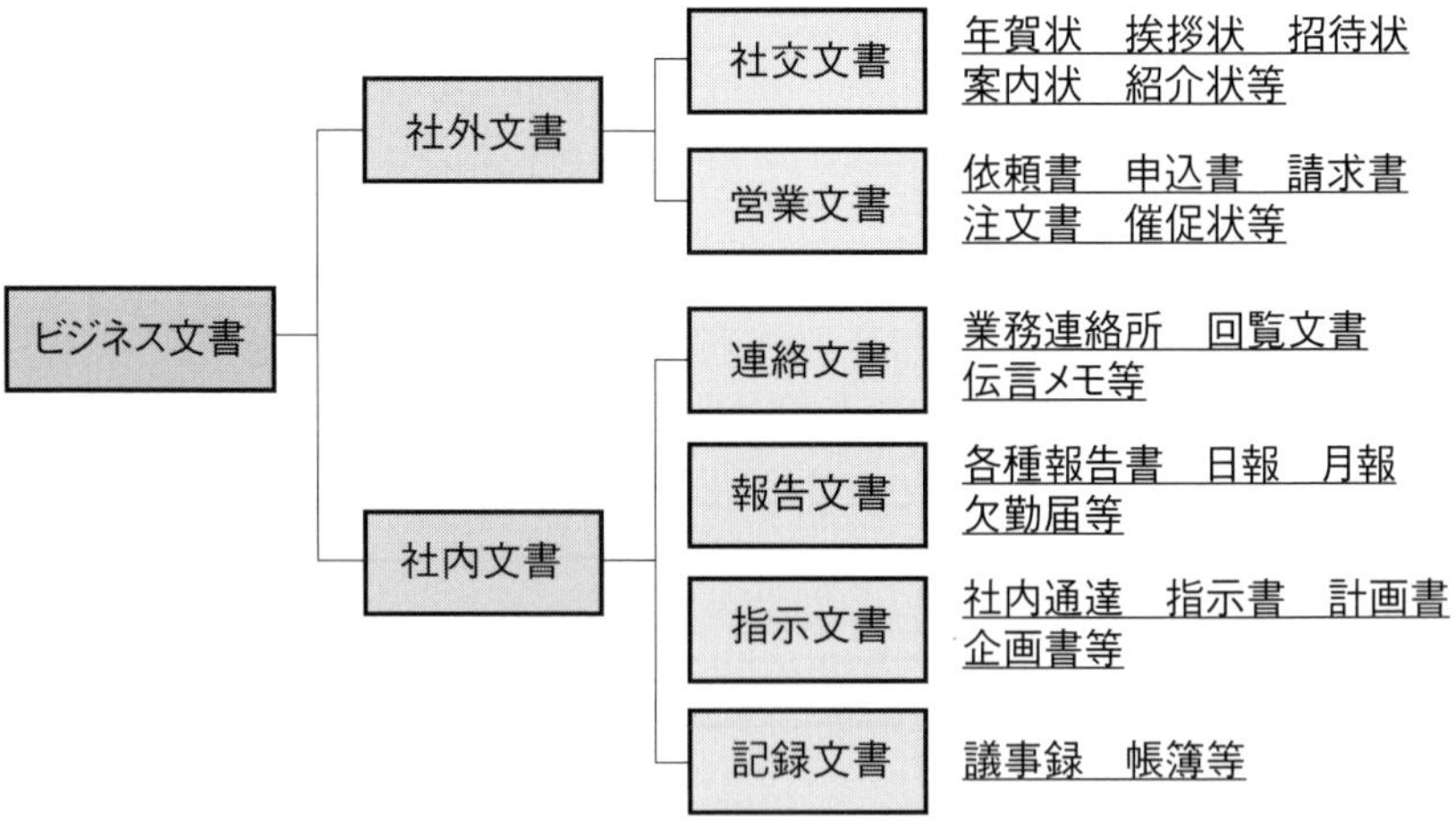

🖂院内文書 基本フォーム：正しく、早く、簡潔に書くことが大切です。

みなさんが書くことの多い「報告文書」について作成時のポイントを示します。

🖂日付

文書の最上部、右端に書きます。

🖂受信者名（宛名）の書き方

日付の下、左端に相手の〝所属部署名〟、〝氏名〟、役職名を書きます。なお、同じ部署の場合は、部署名は必要ありません。

🖂発信者名（当方の名）の書き方

受信者名の下、右端に〝部署名〟、〝役職名〟、〝氏名〟を書きます。なお、同じ部署の場合は、部署名は必要ありません。

🖂文書のタイトルを書く

発信者の下、中央に通常の文字より大きな文字でタイトルを書きます。

タイトルは、これを読めばこの文書の大まかな内容を把握できるように書きます。

🖂タイトルの下に「〇〇の件、下記通り報告いたします」と書く

✉その下、中央に「記」と書き、内容は箇条書とし、最後に必ず「以上」と書く

日付

宛名(受信者)
○○○○部
○○部長

ー○●部各位
部署の皆さん宛ての場合

発信者　●●●部　課長　○○○○

○○○○○○○○報告書

標記の件につき、下記の通り報告いたします。

記

1. 目的
2. 期間
3. 行動内容(○月○日)(○曜日)●時には何をしていたか等を報告
4. 報告したい内容　(講習、研修内容、問題点など)
5. 所感(感想ではなく、何を感じて、なぜそう思ったかなどの
気づきを今後どう役立てるか、改善するかの案を簡潔に伝える)
6. 出張経費:○○○○円(別紙明細)

以上

✉院外文書

院外文書は、院内の人以外を対象としており、失礼のないように長い歴史の中でつくりあげられたいろいろな慣用句があります。また、院外への文書は、病院、クリニックとして出すものですから、失礼があると病院、クリニックの品位を疑われてしまいますから、注意が必要です。

基本的な院外文書の書き方について説明します。

院外文書の基本フォーム

✉日付

　文書の最上部、右端に書きます。

✉受信者名（宛名）の書き方

　日付の下、左端に相手の〝病院／会社名〟、〝部署名〟、〝役職名〟、〝氏名＋敬称〟を書きます。また、個人宛と病院や会社宛では書き方が違います。

✉発信者名（当方の名）の書き方

　受信者名の下、右端に〝病院／会社名〟、〝部署名〟、〝役職名〟、〝氏名〟を書きます。

書き方　注意点

〇〇〇〇クリニック

〇〇部　課長　〇〇〇〇

医療法人を（医）や株式会社を（株）と省略しない。必ず部署名、役職名を入れ、氏名は苗字と名前を書く。

住所、電話・FAX番号を入れる場合もある。

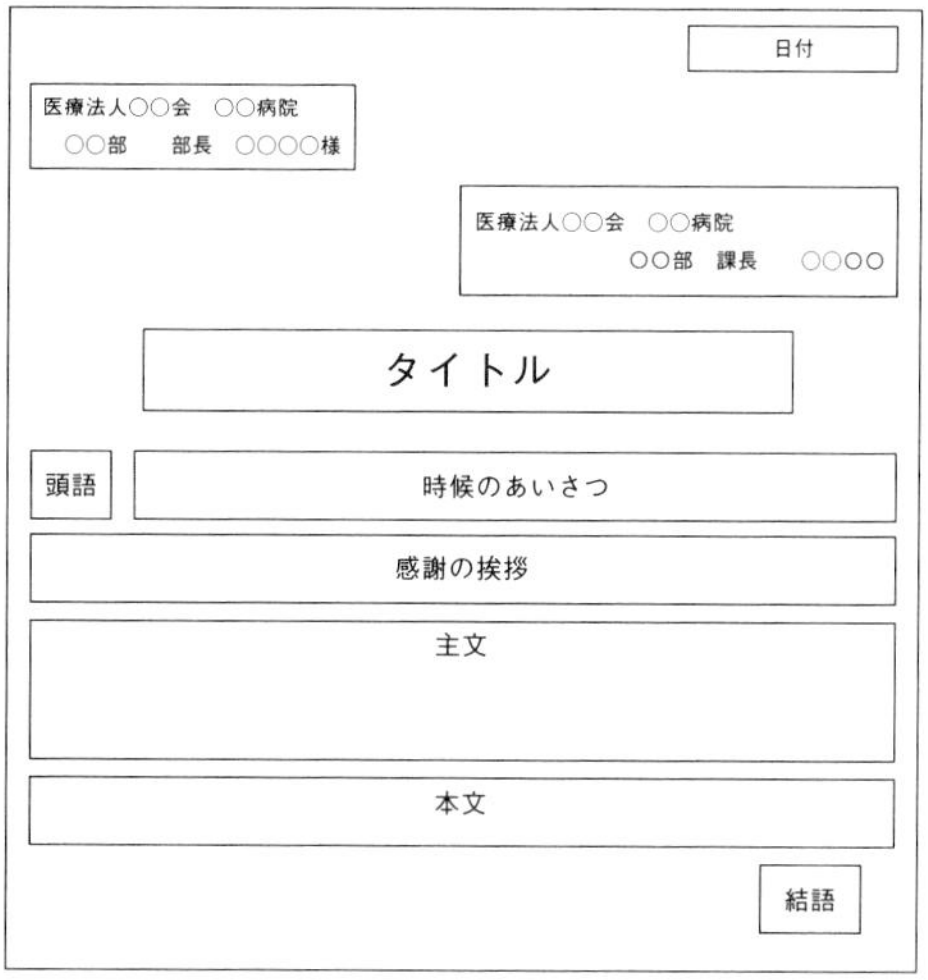

文書のタイトルを書く

発信者の下、中央に通常の文字より大きな文字でタイトルを書く。

タイトルは、これを読めばこの文書の大まかな内容を把握できるように書く。

頭語と結語例

	通常の場合	丁重な場合	返信の場合	簡略の場合
頭語	拝啓	謹啓	拝復	前略
結語	敬具	敬白・敬具	敬具	草々

時候のあいさつ例

月	慣用句	柔らかい表現例
新年	新春の候	年頭にあたり謹んでごあいさつ申し上げます
1月	厳冬の候	寒さの厳しい毎日が続いておりますが
2月	余寒の候	立春とはいえまだまだ寒さが続きますが
3月	早春の候	日ましに暖かくなってまいりましたが
4月	陽春の候	すっかり春めいてまいりましたが

個人宛先　書き方	注意点
医療法人○○会○○病院 ○○部　部長　○○○○様	医療法人を（医）や株式会社を（株）と省略しない。必ず部署名、役職名を入れ、氏名は苗字と名前を書く。名刺に表記されている通りに書く。
団体宛先　書き方	注意点
医療法人○○会○○病院御中 ○○○○株式会社御中	病院／会社や団体宛の敬称は“御中”と書く。名称の省略はしない。

第5章

5月　新緑の候　青葉薫るころとなりましたが
6月　梅雨の候　梅雨の晴れ間が恋しいこの頃ですが
7月　盛夏の候　急に暑さが増してきましたが
8月　残暑の候　毎日厳しい暑さの続くこの頃ですが
9月　初秋の候　朝夕は日ごとに涼しさが増してきましたが
10月　秋冷の候　日ごとに秋の深まりを覚えるこの頃ですが
11月　晩秋の候　寒さが日ごとに加わってまいりましたが
12月　寒冷の候　暮れも押し迫ってまいりましたが
時下（いつでも使える簡単な表現）

✉前文の言葉例

・病院や会社宛の前文
貴院におかれましては ⇩ ますます ⇩ ご発展 ⇩ のこととお慶び申し上げます
貴社におかれましては　いよいよ　ご隆盛　のよし大慶に存じ上げます

・個人宛の前文
皆様におかれましては ⇩ ますます ⇩ ご清祥 ⇩ のこととお慶び申し上げます
あなた様におかれましては　いよいよ　ご健勝　のよし大慶に存じ上げます

✉日頃の感謝の言葉（病院・会社・個人）

平素は ⇩ 格別の ⇩ お引き立て ⇩ を賜り ⇩ 厚くお礼申しあげます
いつも 何かと ご厚情 にあずかり 誠にありがとうございます

✉主文

✉目的や用件（結論）を最初に書く

✉そのあとに補足説明を書く

✉丁寧な文章と簡潔さが必要

✉主文の最後の慣用句

受け取って確認してください⬇ ご査収くださいますようお願いいたします

読んでください⬇ ご高覧いただきたく（賜りたく）お願い申し上げます

来てください⬇ ご臨席（光臨）いただきたく（賜りたく）お願い申し上げます

会ってください⬇ ご相談したく、お時間を頂戴できれば幸いです
お目にかかりたくお願い申し上げます

わかってください⬇ ご了解いただきますよう（賜りますよう）お願い申し上げます
事情ご賢察のうえ、ご了承賜りたく（いただきたく）伏してお願い申し上げます

許してください➡
なにとぞご寛容のほどお願い申し上げます
なにとぞご海容くださいますよう伏してお願い申し上げます

返事がほしい➡
ご多用中、誠に恐縮ではございますが、○月○日までにご返送いただきますようお願い申し上げます
折り返しお返事を頂戴したくよろしくお願い申し上げます

付き合いのお願い➡
今後ともご指導ご鞭撻を賜りますようお願い申し上げます
なにとぞ、倍旧のご愛顧を賜りますようお願いいたします
今後とも一層のお引き立てのほどお願い申し上げます

✉末文の慣用表現
まずはお祝い申し上げます
まずは取り急ぎお見舞いまで
まずは略儀ながら書中をもってお詫び申し上げます

以上、ご報告申し上げます
まずはとりあえずお知らせまで
まずは取り急ぎご照会まで
以上、ご依頼いたします
まずはお礼方々ご挨拶申し上げます

◎ビジネス文書としてのEメール・ファックス（FAX）の書き方

儀礼的な文書やトラブル処理のための文書、法的な文書などには使用できません。

✉院外へEメールを送信するとき

Subject（件名）は、テーマが簡潔にわかるものにします。初めて送る人の場合は、テーマの後に「○○、○○です」など自分の所属と名前を入れるのもよいでしょう。

✉最初に宛名を書く

「病院／会社名」、「部署名」、「役職名」、「氏名＋敬称」を書きます。

✉簡単なあいさつ文を添える

Eメールの場合、頭語・結語、時候のあいさつ等は必要ありません。しかしながら、用件に入る前に、「いつもお世話になります」などの簡単なあいさつ文を入れます。

✉冒頭できちんと名乗る

差出人のメールアドレスだけでは、相手がわからない場合があるので、「○○病院の○○

です」ときちんと名乗ります。

✉一行30～35文字にする

一行につき30～35文字にすると相手が読みやすくなります。また、行数が何行も続く場合は、段落毎に1行あけると見やすくなります。

✉「引用」を活用する

以前に受け取った相手のメールから文書を引っ張ってきて引用しますが、必要な個所のみ引用します。

✉箇条書きを多用する

読みやすさ、わかりやすさが第一ですから、箇条書きが推奨されます。

✉文書の最後には署名を付けるのが一般的です。あまりくどくないように4行程度がマナーとされています。署名には会社名、部署名、氏名、住所、電話・FAX番号、Eメールアドレスなどを書いたものが一般的です。

✉文字の中にはその機種特有の文字があり、これを使うと受け取った人の中には文字化けして読めない場合があるため、一般的な文字以外は使わないようにします。

✉CCとBCCは適切に使い分ける

複数の人に同時に送信できるのがCCとBCCです。CCは画面に送信先の全アドレスが表示されますが、BCCは表示されません。

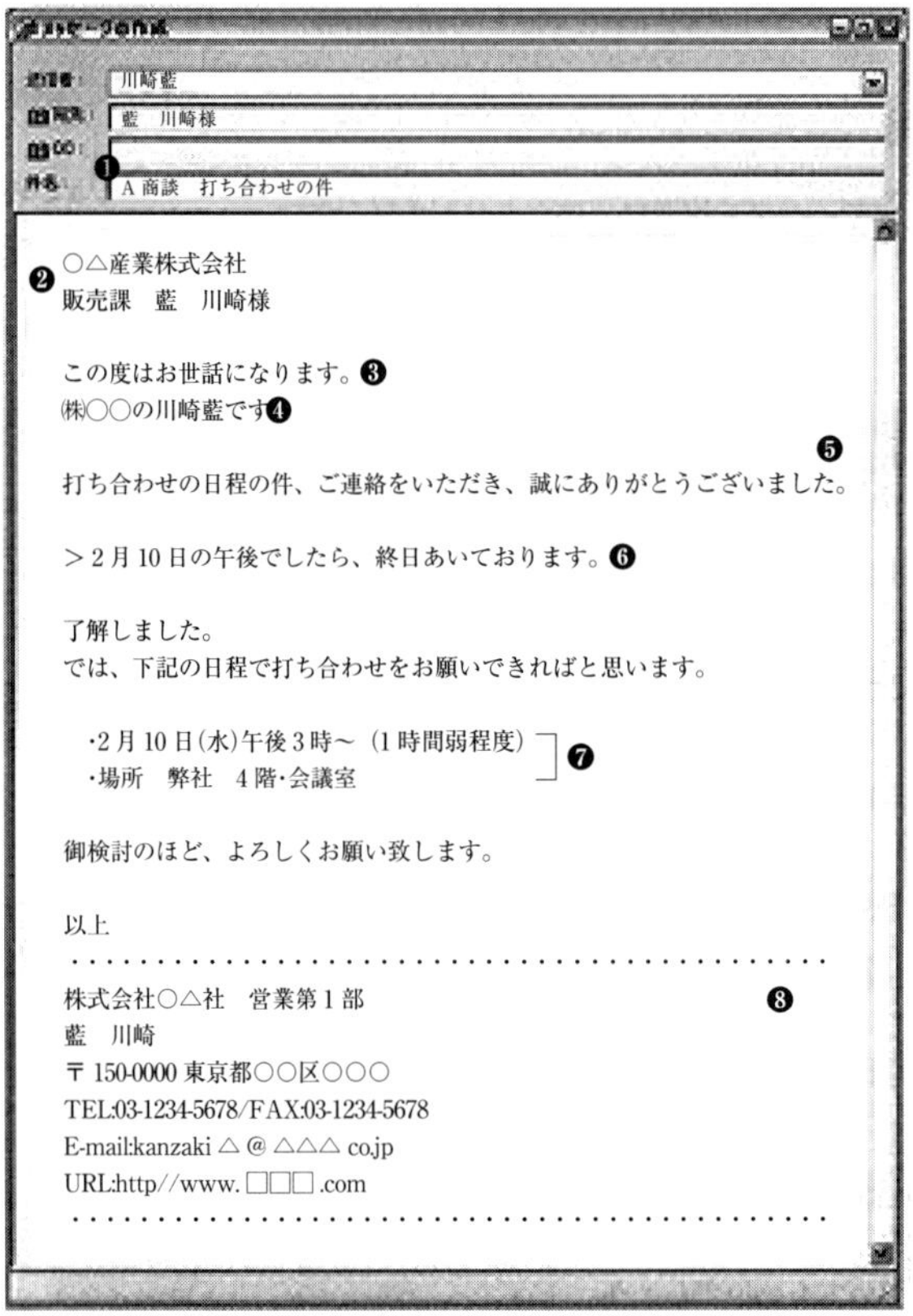
メッセージの作成
差出人：川崎藍
宛先：藍　川崎様
CC：
❶ 件名：A商談　打ち合わせの件

❷ ○△産業株式会社
販売課　藍　川崎様

この度はお世話になります。❸
㈱○○の川崎藍です❹

❺
打ち合わせの日程の件、ご連絡をいただき、誠にありがとうございました。

＞2月10日の午後でしたら、終日あいております。❻

了解しました。
では、下記の日程で打ち合わせをお願いできればと思います。

・2月10日(水)午後3時〜（1時間弱程度）
・場所　弊社　4階・会議室 ❼

御検討のほど、よろしくお願い致します。

以上
・・・・・・・・・・・・・・・・・・・・・・・・・・・・・・・・・・・
株式会社○△社　営業第1部 ❽
藍　川崎
〒150-0000 東京都○○区○○○
TEL:03-1234-5678/FAX:03-1234-5678
E-mail:kanzaki △ @ △△△ co.jp
URL:http//www. □□□ .com
・・・・・・・・・・・・・・・・・・・・・・・・・・・・・・・・・・・

CCは、送信先が互いに知り合いならば、そのメールを誰が把握しているかを確認できるので、情報交換がズムーズに進むメリットがあります。ただし、プライバシー保護のため、送信先が互いの知り合いでない場合は使いません。

BCCの場合は、受信者は同じメールを他の人も見ていることはわからないので、「このメールはBCCでお送りしています」などとはじめに伝えるのがマナーです。

院外へFAXを送信するとき

送信年月日

トラブル時の証拠として、いつ送ったものかを示しておきます。

送信先

相手の「病院／会社名」、「部署名」、「役職名」、「氏名＋敬称」を正しく書きます。

発信元

「病院／会社名」、「部署名」、「役職名」、「氏名」、「住所」、「電話番号」、「FAX番号」を書きます。

あいさつ文

送付状にもあいさつ文は必要ですが、Eメールと同じように簡略化しても問題ありません。より丁寧にしたい場合は、院外文書と同じように定型文を書きます。

送信枚数

FAXの場合、受信側に紙切れなどのトラブルが発生する可能性があるため、「送信枚数○○枚（本状を含む）」というように入れておくのが一般的です。

✉その他

・用件は、5W2Hにもとづき、モレがないかを確認します。

・小さな文字は、ツブれて読めない場合があるので、原稿の文字はできるだけ大きな文字にする。
特に数字には注意が必要です。

・送信後は、原則として届いたかどうか確認します。

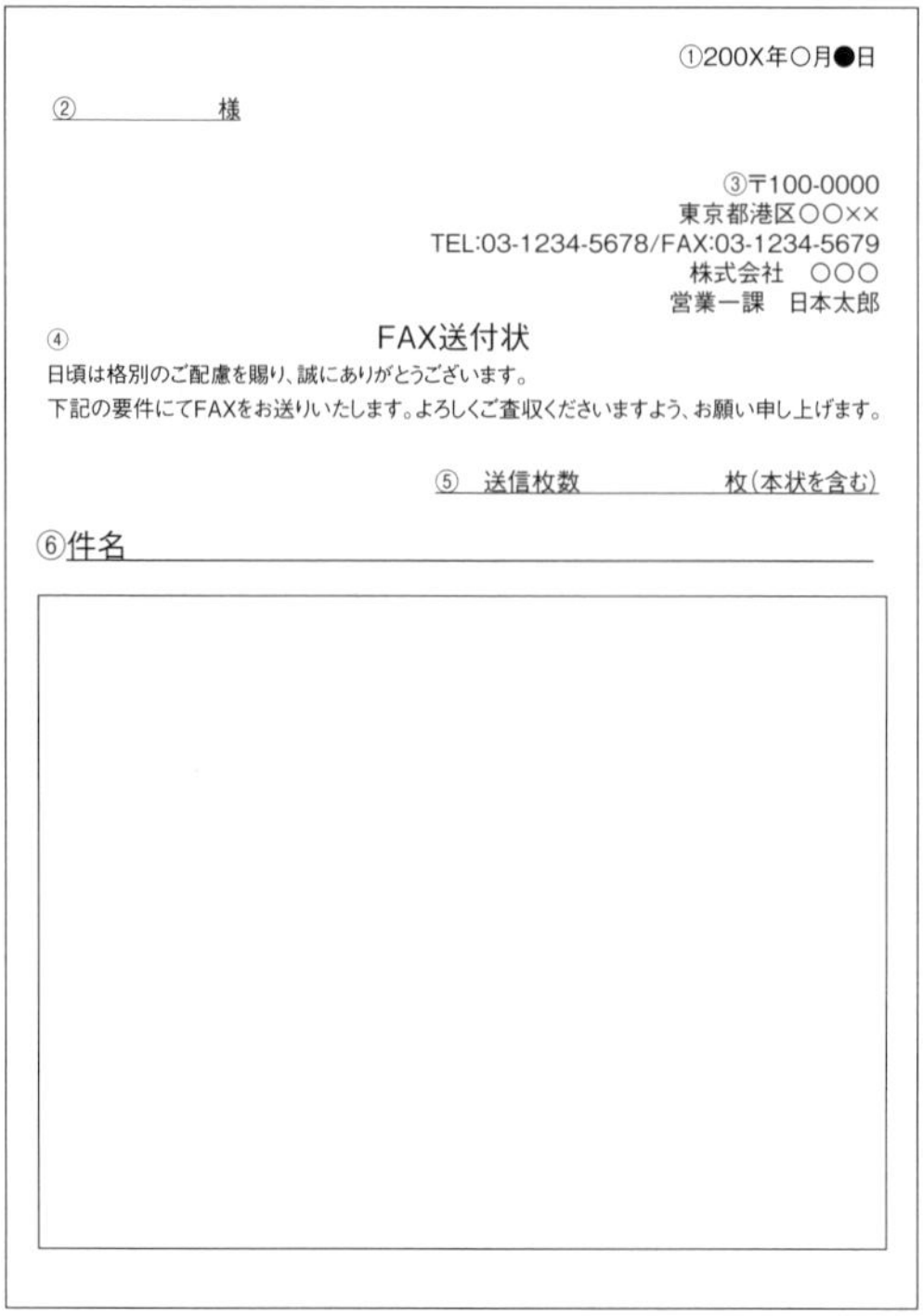

①200X年○月●日

② 様

③〒100-0000
東京都港区○○××
TEL:03-1234-5678/FAX:03-1234-5679
株式会社　○○○
営業一課　日本太郎

④ FAX送付状

日頃は格別のご配慮を賜り、誠にありがとうございます。

下記の要件にてFAXをお送りいたします。よろしくご査収くださいますよう、お願い申し上げます。

⑤ 送信枚数　　　枚（本状を含む）

⑥件名

◎医療ビジネス文書のための基本的な知識

院外文書の宛先に、○○先生御机下（おんきか）とか、○○先生御侍史（おんじし）と記載されている文書を見ることがあると思います。これは、脇付（わきづけ）といい、手紙の宛先に添えて敬意や注意を表すために使用する言葉です。縦書きの場合、宛名の左下に書くのが正式です。現在では、敬意を示す脇付は「御中」など一部を除いて用いられることはあまりありません。医者の紹介状などの宛名では相手に対する敬意と患者をお願いするという意味で、慣例的に「御侍史」「御机下」と「御」をつけますが、これは「侍史＝秘書」「机下＝受取人が平生使用しているもの（例えば机）のもとへを高位なものとすることになりますので、本来の用法からすると誤った書き方です。○○先生の後に宛名より若干小さめの文字で「侍史」または「机下」とするのが正しい書き方です。慣例的に「御侍史」「御机下」がよい病院や先生もいらっしゃいます。宛先の情報を聞いて配慮しつつ、慣例に沿って書くことがベストです。

方　法	長　所	短　所	使い方
手渡し 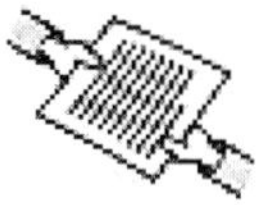	●もっとも確実に相手に伝わる ●秘密保持にすぐれている	――――	●どんな文書にも使える
封書 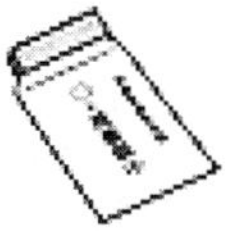	●多量の情報を送信できる ●丁寧なイメージ ●秘密保持にすぐれている	●郵送の場合、数日かかる	●ほぼすべての文書に使える
ハガキ 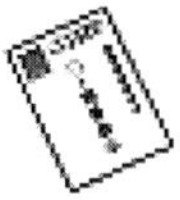	●簡単、手軽である	●秘密保持ができない ●情報量が少ない	●ちょっとした案内、通知、礼状、および年賀状などに適している
FAX 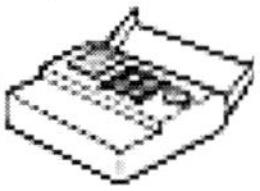	●簡単で早い	●ルールがやや未成熟	●連絡事項や問合せ、簡単なあいさつなどに適している ●適さない文書がある(儀礼的文書、問題処理文書など)
Eメール 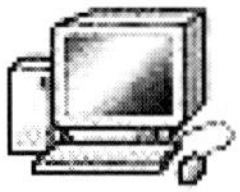	●簡単で早い ●音声や画像も送信可能 ●あとで加工ができる	●秘密保持ができない ●情報量が少ない	●ちょっとした案内、通知、礼状、および年賀状などに適している

◎ホチキスの綴じ方

用紙の左上に「／」向きで」綴じるのが一般的です。これはページのめくりやすさに関係しています。以下に横書きと縦書きの綴じ位置を示します。

◎ビジネス文書の発信方法

発信方法には、主に5つの方法があります。これらの長所・短所を表に示します。

◎封書のルール

1）縦書き封筒の書き方

❶住所：郵便番号があれば、都道府県名は省略できるので、市町村名から書きます。

書き出しの位置は、右端より1～1．5㎝、郵便番号枠の下より1～1．5㎝あたりがよいでしょう。住所はできるだけ一行にします。無理な場合は区切りのよいところで折り返します。住所の一番下の位置が、宛名につける敬称の一番下より上にくるようにしてください。

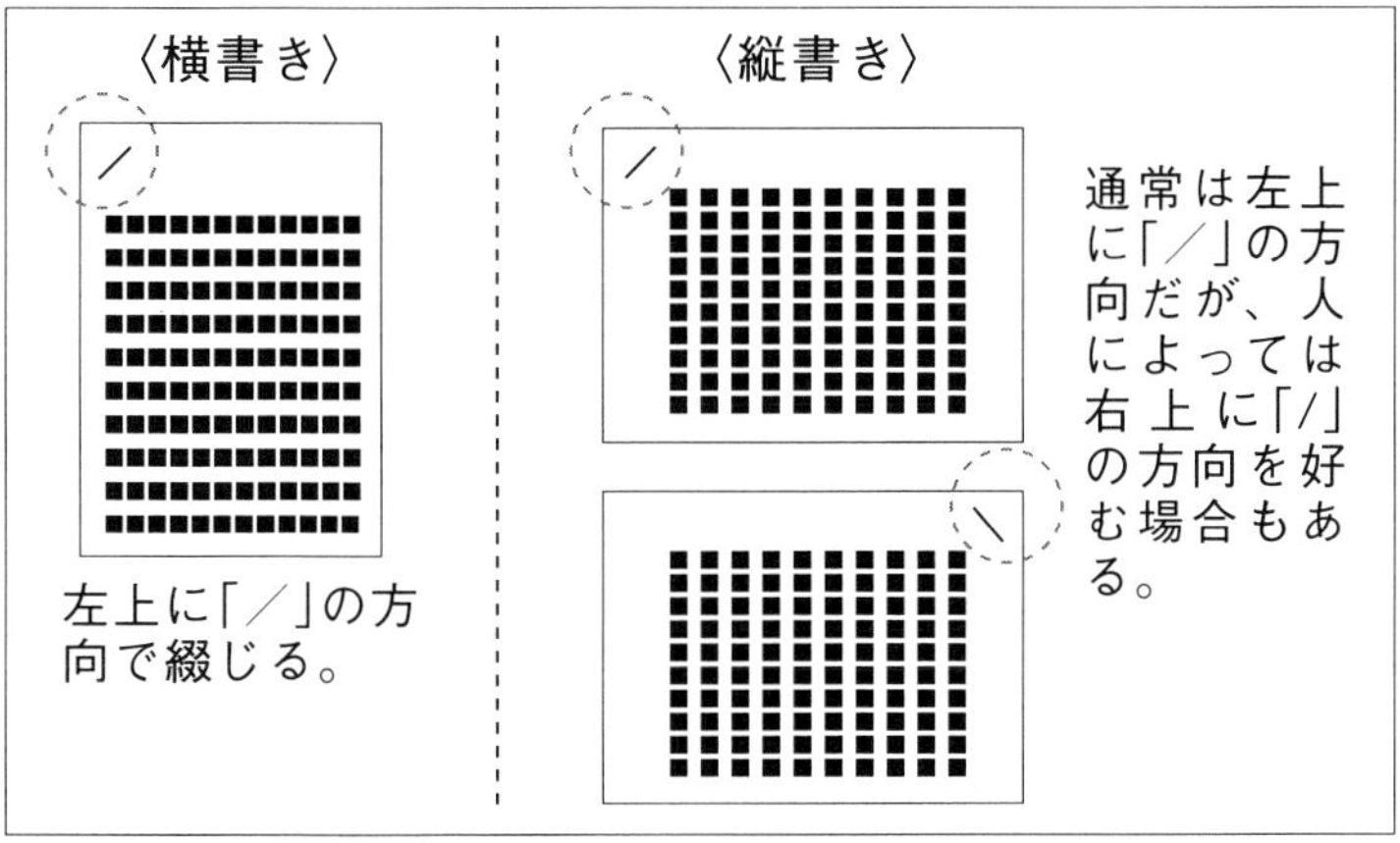
〈横書き〉
左上に「／」の方向で綴じる。
〈縦書き〉
通常は左上に「／」の方向だが、人によっては右上に「/」の方向を好む場合もある。

❷会社名・部署名：住所の一番上よりも少し下がった位置から会社名と部署名を書きます。

❸役職名：氏名の上に、やや小さめに書きます。スペースなどの都合で氏名の右側に書く場合があります。

❹氏名・敬称：氏名と敬称は表面では一番大きく書きます（ちなみに、大きさの順番は、2番目が役職名、3番目が会社名と部署名、4番目が住所となります）。

❺切手：封書で指定された位置に貼ります。複数貼る場合は、縦に並べます。

❻裏書き住所：縦半分の位置から書き出します。できるだけ1行になるようにし、一番下の位置が氏名の一番下より上にくるようにします。

❼裏書き会社名・部署名：住所より少し下げて書きます。

❽裏書き役職名・氏名：名前の上に役職名を書きます。会社名・部署名よりやや下から書き出します。氏名は裏面で一番大きな字にします。

❾裏書き日付：左上に書きます。ただし、文書に日付があれば必要ありません。

❿封じ目：封じ目の上に「〆」または「封」の文字を入れます。必ずのりを使って封をします。ホチキスやセロハンテープは避けてください。

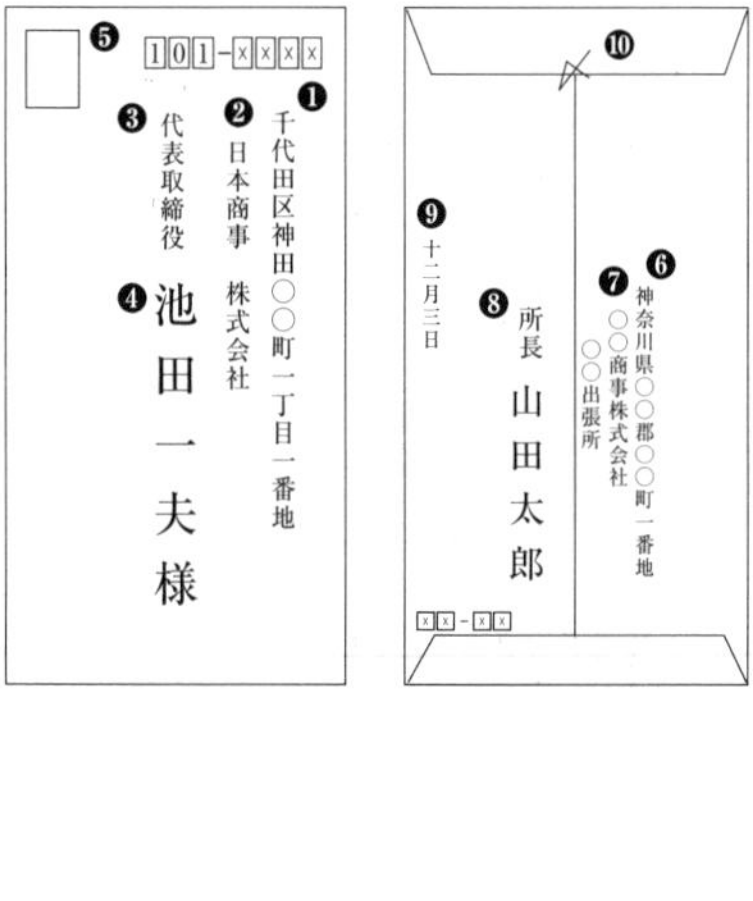

✉横書き封筒の書き方

❶切手と郵便番号の位置：切手を貼る位置と、郵便番号枠が右側にくるようにします。

❷文字の位置：「住所」、「会社・部署名」「役職名」「宛名」を左側にそろえます。

❸数字：横書きなので、算用数字を使います。

❹裏書きの文字の位置：差出人の「郵便番号」「住所」「会社・部署名」「役職名」「氏名」は裏面の下、やや右寄りに書きます。

✉外脇付けについて

「外脇付け」とは、手紙の内容や目的を手短に伝えるために封書の表側に書く言葉です。縦書きの場合は宛名の左横、横書きの場合は宛名の下に、赤字で小さく書き添えます。以下に例を示します。

・「親展」：他人に読まれたくない場合に書きます。ただし、個人宛の封書に限ります。
・「至急」：急ぎの場合に書き添えます。
・「〇〇在中」：短い言葉で中身を知らせるために書きます。

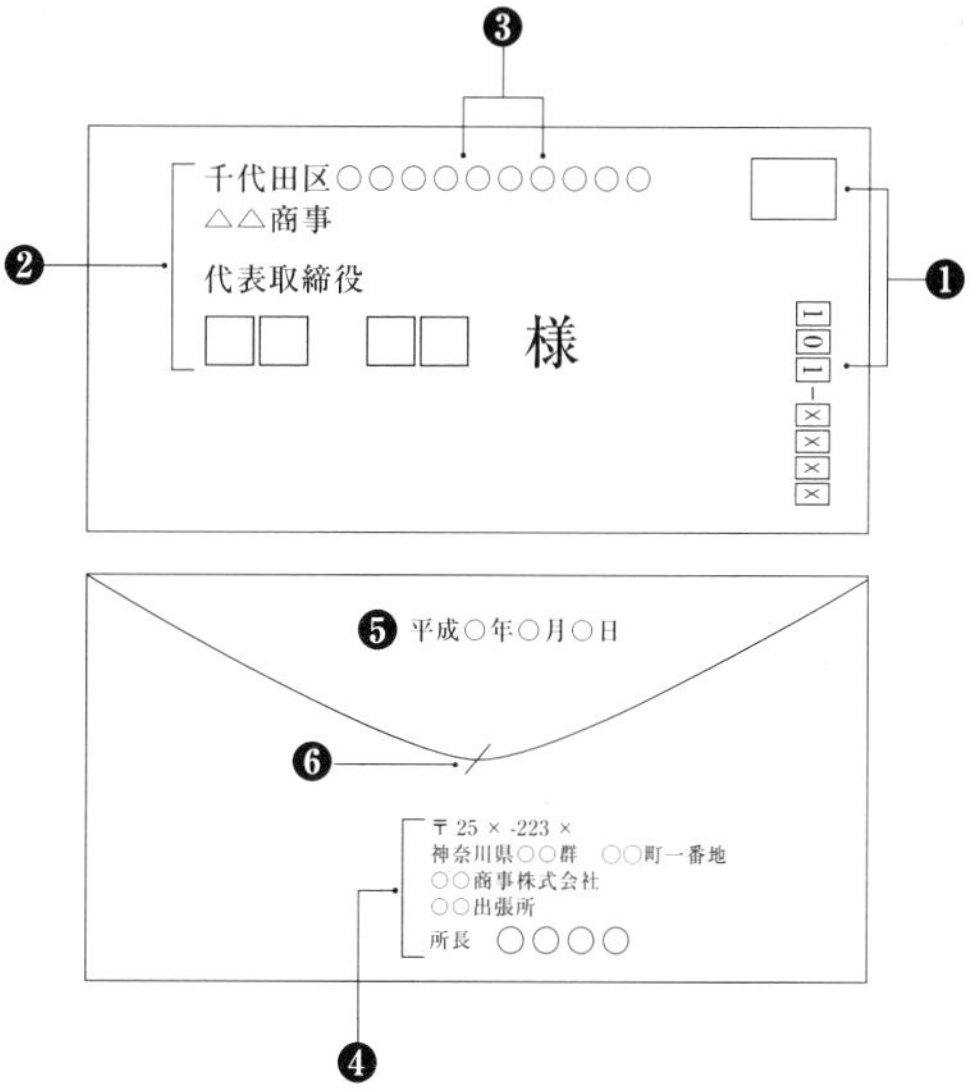

◎ＳＮＳソーシャルネットワークサービスのルール

✉病院のルールを確認します

✉個人のアカウントに勤務先名（病院名）を登録するかリスクを考えます

・あなたの個人の意見表明は病院の見解であると誤解、混同される可能性がある

・ＳＮＳ上で、不適切な写真や動画を投稿したとき、病院のイメージが低下する

・会社の内部機密、営業秘密など投稿しない「情報漏洩」などの違法行為

・院長、役員、職員の個人情報を書き込まない「情報漏洩」などの違法行為

・顧客情報の漏洩　違法行為

・「著作権、肖像権侵害」違法行為

・匿名掲示板などで、ケンカ、誹謗中傷、偏った考えの書き込み

このような事を考えて、行動しましょう。

※16　「ビジネス文書」　目標ワークへ

8　会話力

心の内面を表現する方法「表現スタイル」、８つ目が「**会話力**」です。

◎**傾聴術　アクティブリスニング（積極的傾聴）**

氷山の水面下の心を読み、相手が表現した情報の真の意味を汲み取るために積極的に耳を傾けることがアクティブリスニング（積極的傾聴）です。

アクティブリスニングで大切な事は、

○　聞く耳を持つ　相手の言葉を自分の立場で評価しない
○　相手の立場に自分を置き、その人の視点から物事を見ようと努力する
○　理解している事、気持ちを受け止めている事を表現する
○　協力関係を作ることができる

「聞く耳を持つ」は素直に聞いていただきたいです。ついつい経験から「それはどうかな」と心の中で評論家になっていませんか？相手は違う価値観をお持ちなので、評論家にならず、「こんな考え方もあるのか、なるほど」と聞いていただきたいです。

「相手の立場に自分を置くこと」を訓練してください。「自分だったらどうするか？」「この状況だったら」となりきってみる訓練をすると物事をいろんな視点で見ることができるようになります。私も努力中です。

そして、「気持ちを受け止めていることを表現」します。心をカタチに表現します。

話し手も役に立ちます。

・言いたいこと、考えをまとめよりわかりやすく表現できる
・自分の方向付けを明確にできる
・双方の思い込みや意図を明確にし、協力関係を作ることができる
という相手にとっても良い聞き方です。

「あなたの話しが聞きたい」「あなたに関心があります」という気持ちを表現する聞き方のポイントをお伝えします。

傾聴術のポイント

◎うなずき・あいづち　相手に興味を示す。(共感の表現)
「すごいですね」「いいですね」「同感です」「わかります」「もってますね」「おっしゃる通りです」「さすがですね」「そうですよね」「ありがとうございます」「初めて聞きました」

◎ラポールテクニック(信頼の構築テクニック)

・ペーシング　相手のテンポをまねる・声の大きさトーンをまねる
・ミラーリング　相手のしぐさ行動をまねる
・オウム返しバックトラッキング
相手の言った言葉の事実を繰り返す(確認)

第5章

相手の感情を強調して繰り返す（共感）
話の内容を要約し繰り返す（要約）

◎視線　落ち着いた温かい視線を相手の目に与える。見続けると相手に負担になるので、額あたりや口元に時々目線を変える。

◎うなずき　関心、理解、同意、共感などをあらわす。積極的に聞いているというサイン。理解、共感、同意に合わせて首を動かす。

◎姿勢　リラックスした前向きな姿勢。積極的に聞いているという姿勢には、やや前傾姿勢をとる。

◎顔の表情　感情と言葉と表情が一致するように、相手の感情にも合わせる

◎ジェスチャー　話の内容と動作が一致するように。手を差し伸べるなど相手の働きかけているということがわかるようにする。

◎質問
事実質問・・・・事実確認、情報を得る（何ですか？いつですか？）
探求質問・・・・理由、推論、新しい考え（どのようにして？なぜ？どんな？）
方向づけ質問・・期待、方向を示す（こちらの方向で検討？A or B？）
判断評価の質問・選択肢から1つ、決定同意（Aのプランで進めてOKですね？）

◎ 信頼の空間と距離

空間管理とは？・・・・・・・・・・・・・・・

「恐怖の空間」・・・相手を驚かせる空間 ⬇後ろからの声がけや後ろから触れること

「情の空間」・・・・心がリラックスする空間 ⬇ 相手と斜めの場所

「理性の空間」・・・お互い理性的になれる空間 ⬇ 相手と対面した場所

距離管理とは？・・・・・・・・・・・・・・・

社会距離 ビジネス関係の距離（両手を広げた距離）

個体距離 向かい合って親しみのこもった会話ができる距離（片手を伸ばした距離）

密接距離 恋人友人家族との距離（指先からひじまでの距離）

研修では、態度の悪い最悪な傾聴と、最高の傾聴双方をロールプレイングしていただきます。最高の傾聴は、笑い声のある会話なので、皆さん、わいわいと、会話を楽しんでいます。最悪の傾聴は、話し手が辛くなり、追い込まれて話しを辞めてしまうペアがほとんどです。相手が良く知っているスタッフ同士でやっていただいても、会話が続きません。初めての方や、患者さんでしたら、もっと続かないでしょう。

「聞き取り困難」というお悩みがありました。高齢者の会話の特徴は、筋力不足による発声不足、入れ歯による発音の不明瞭、認知症による会話困難など情報収集が難しくなります。不安な気持ちにさせないことが一番です。積極的傾聴で、じっくり忍耐強く接する事が大切です。

患者さんからの聞き取りや会話時に、この傾聴で、話しやすい雰囲気や、聞きたい姿勢、関心興味を表現して、自分づくり、ファンづくりをしてみてください。

※17「傾聴」目標ワークへ

◎伝え方

医療従事者のみなさまは、患者さんへ院内の案内や、治療の説明、お薬の説明など大切な内容をご説明する機会が多いと思います。また、スタッフ間でも報連相（報告・連絡・相談）をします。伝え方の悩みを持たれている方が大勢いらっしゃいます。

私も、話すことが苦手なタイプですから、どう伝えようか、簡潔に伝えられるよう紙に書いて頭を整理して、セリフを考えることを良くします。頭で組み立ててお話しされる方はすごいなぁと憧れてしまいます。特に感情を伝えることはさらに難しく感じ、今も訓練中です。みなさんはいかがですか？一生懸命に、一方的に伝えていませんか？話が長くなっていませんか？話していて分からなくなってしまう事がありませんか？

基本的な伝え方の目的と表現を理解すると伝える力がＵＰします。

◇伝え方の３つの目的

1. 良好な人間関係を築く
2. 情報を知らせ、わかってもらう（理解、納得の推進）
3. 行動を喚起する（人を動かす）

◇伝え方の表現の３原則

1. わかりやすく話す
2. 簡潔に話す
3. 印象深く話す

◇構成スタイル

序論・本論・結論

【序論】は導入で、話の主題、その主題を取り上げた理由や背景を明確に簡潔に証明する。

【本論】は展開で、主題をいくつかの項目に分け、詳細を説明したり問題点を解明したりして、その根拠、原因、理由を展開する。

【結論】は結末で、全体を通して言いたかったことを強調する。本論の要約、細く、確認を簡潔に終わらせる。

例えば、検査説明をする時、を考えてみましょう。

構成スタイル【序論･本論･結論】

序論 → 本論 → 結論

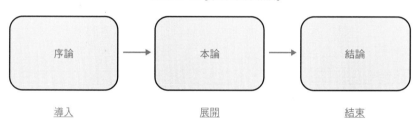

導入

話の主題、その主題を取り上げた理由や
背景を明確に簡潔に説明

展開

主題をいくつかの項目に分け、
詳細を説明したり、問題点を解明
したりして、その根拠、原因、理由を
展開する

結束

全体を通して言いたかったことを
強調する
本論の要約、補足、確認
簡潔に終わらせる

構成スタイル【CREC法】
メリット理由や根拠を示しつつ、自分の離したい主題を強調できる」

結論･結果 → 理由･根拠 → 証明 → 結論･結果

結論･結果

全体を通して言いたい
ことを強調する

意識して聞いてくださる

理由･根拠

結論に導きだすに至った
理由や根拠を展開する

証明

理由や根拠の証明

結論･結果

全体を通して言いたかった
ことを強調する
本論の要約、補足、確認
簡潔に終わらせる

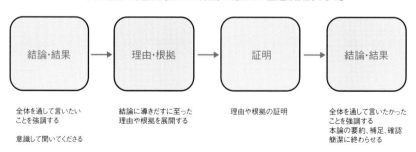

検査説明
【序論】「これから○○検査ですね。ご説明をさせていただいてもよろしいですか」
患者さん・;「いいですよ」
【本論】「ありがとうございます。①本日の検査は○○の検査です。
②検査前にお願いしたい事があります。・・・・・。
1・・・・・・・・・。

2・・・・・・・・・。をお願いしております。よろしいですか?

患者さん・・「わかりました」
③検査後は、
1・・・・・・・・・。

2・・・・・・・・・。可能ですか。

患者さん・・「はい」

【結論】「検査前に2点、1.○○と2.▲▲、検査後に2点、1.□□と2.■■をお願いします。

また後程お声がけいたします。ご不明な点はございますか? それでは、よろしくお願いいたします。」

相手がどの程度理解しているか?重要な事は、繰り返し説明し、質問を受けたり、投げかけたりします。

◇構成スタイル

２．結論結果・理由根拠・証明・結論結果

【結論結果】全体を通して言いたいことを強調する。意識して聞いて下さる。

【理由根拠】結論に導き出すに至った理由や根拠を展開する。

【証明】理由や根拠の説明

【結論結果】全体を通して言いたかったことを強調する。本論の要約、細く、確認を簡潔に終わらせる。

報連相する際に良く使われる構成です。最初に言いたいことを強調するのでイメージしやすく理解しやすいと言われています。わかりやすく伝えることが苦手な方は、２つの構成スタイルで書いてみて整理することをおススメします。ぜひ、相手にわかりやすい伝え方を組み立てて表現していきましょう。相手の反応や理解を感じながら、寄り添いながら伝えていきましょう。

※18　「伝え方」　目標ワークへ

◎相手の心を動かす話し方
自分と相手の特徴を知る

人は、行動特徴のパターン（ソーシャルスタイル）があります。まず、自分のソーシャルスタイルを知る必要があります。次に、相手を観察して、相手のソーシャルスタイル（行動パターン）を理解します。そして、お互いの関係を深めることができます。最後に、スタイル変換をします。相手がどのように対応されることを望んでいるか（欲求やニーズ）、柔軟に変化させていきます。

◇4つのソーシャルスタイル

表出型、主導型、友好型、分析型があります。

【表出型】　合計（　　　）個		
①	情熱的である	
②	独創的である	
③	夢を語る	
④	冗談を好む	
⑤	和やかな雰囲気づくりが上手	
⑥	率直でオープン	
⑦	刺激や変化を求める	
⑧	物事に対して楽観的である	
⑨	外交的で、人と楽しく過ごすことが好き	
⑩	華やかで明るい雰囲気がある	

【主導型】　合計（　　　）個		
①	実利主義である	
②	競争意識がある	
③	決めたことは必ず実行する	
④	現実を重視する	
⑤	自主的・積極的である	
⑥	結果志向である	
⑦	仕事をまず優先する	
⑧	能率、効率を重視する	
⑨	時間を守る	
⑩	徹底的に行う	

【友好型】　合計（　　　）個		
①	人に対して援助する	
②	協調的で誠実な態度である	
③	誰からでも好意を持たれる	
④	相手のことを思いやる	
⑤	親しみやすい	
⑥	和を重んじる	
⑦	人間関係を大切にする	
⑧	温和で穏やか	
⑨	我慢強い	
⑩	忠実である	

【分析型】　合計（　　　）個		
①	内向的である	
②	データーや資料を重視する	
③	正確さを重視する	
④	完璧主義である	
⑤	細かく、綿密に調べる	
⑥	慎重に行動する	
⑦	系統的、論理的である	
⑧	注意深く物事を処理する	
⑨	口数が少ない	
⑩	ひとりで仕事をすることを好む	

インスピレーションで、当てはまる項目にｃｈｅｃｋを入れて、上に合計を入れます。１番多い数が、あなたのスタイルです。１番目２番目同じ数です。という方もいます。４つとも近い数ですという方もいます。一人一人違います。役職によっても変わってきます。

◇ストレスがかかる時

表出型がストレスかかると、感情的になり、相手を責めてしまいます。主導型がストレスがかかると、ストレートできつい口調になる、独断的になります。友好型がストレスかかると、自分の殻に閉じこもったり、嫌でも引き受けます。分析型がストレスかかると、その場から逃げます。またじっくり考えるので臨機応変な対応は苦手で動けなくなります。研修しますと、みなさん「うんうん」とうなずかれます。

ここからが大切です。ご自身のソーシャルスタイルを知りました。では患者さんやスタッフはどういうタイプでしょうか？担当の患者さんはどうかな？上司部下は、どんなタイプかな？相手に合わせて話し方や接し方を変化することができます。

◇喜ぶ対応

表出型は、「テキパキと明るく元気に」「世間話を交えて和やかな雰囲気づくりをしながら話す」「細かいことにこだわらず大きな視点から話す」「相手の夢や希望、アイデアに関心を示す」「ほかの例などを出し、競争心をかきたてる」「相手を褒め、共感し、認める」「うちとけた雰囲気で気さくにし、堅くならない」

主導型は、「時間を正確に守る」「スピーディーにテキパキと行動する」「無駄なく簡潔に話す」「目的、目標を明確にする」「結果、結論、に焦点を当てる」「客観的・論理的に説明する」「問題を整理し、ポイントを絞る」「姿勢を正しくきちんと視線を合せる」

友好型は、「穏やかな、ソフトな口調でゆっくり話す」「プレッシャーを与えない」「相手に話させ、意見を引き出し、じっくり聴く」「くつろいだ雰囲気で世間話、個人的な話から入る」「リスクが少なく安心してよいと保証する」「こちらが話をリードし、目標を提示し、圧力を加えず同意を促す」「すぐに結論を求めず、時間を与える」

分析型は、「時間を正確に守る」「時間を十分に取り、じっくり慎重に対応する」「事前にデータ・資料など準備しておく」「系統的な事実に基づき論理的に話す」「リスクが少なく安全であると保証する」「正確で確実なデータ・情報を十分に与えながら話す」「話だけではなく、結論は書面に残す」「身だしなみ、礼儀、話し方をきちんとする」

いかがですか？自分のスタイルを見ると、こう言われたら、こう接してくれたら嬉しいと思いませんか？ぜひ、相手に合わせた相手が喜ぶ対応に変えてみてください。

第５章

分析型の患者さんには、治療の説明は、順を追って、根拠や理由をじっくりお話をしてあげると安心します。逆に主導型の患者さんには、結論から手短にお伝えし、効率的に治療を進めることをお話すると安心します。表出型の方には、明るく褒めて共感しながら、感情を配慮した話し方でお話できます。友好型の方には、穏やかな柔らかい雰囲気で、ソフトな口調でお気持ちを伺いながら、説明できます。

また、職員間でも相手に合わせた伝え方ができますね。自分と違うタイプの方のお気持ちも理解できるようになります。「こうしたら効率的で早いのに、何をのんびりやっているのだろう」と思う方は、分析型タイプの方のお気持ちを理解し、「じっくり色んな角度から考えているのかな？」と理解できます。主導型の上司に報告する時は、単刀直入に、結論からお伝えし、どうしていきたいか、目標や考えをお伝えすると喜ばれます。周りくどくお話ししてしまい、「だからどうしたいの？」など聞かれたことはないでしょうか？この機会に相手が喜ぶ話し方を選び、ご自身のスタイルを変化させてお話してみてください。

相手を観察してみてください。

雑談力を磨く

雑談力が高い人は、スムーズにコミュニケーションが取れるので、相手から「また会いたい」と感じてもらえるようになります。雑談で親近感や好感を持たれることで、治療方針が立てやすく、聞き取りが楽しい時間になります。何より不安が安心に変わり、長期的な協力関係を築ける効果

第5章

的な方法です。「表情や挨拶、声掛けはできるけど、必要なことを伝えて終わってしまう。良い関係は築けているけど、ファンになってもらうには、どうしたら良いか?」というお悩みをお持ちの方が多いと思います。私は人見知りなので、良くわかります。相手からお話しを引き出すことが上手で、相手に共感することができ、幅広い人脈をお持ちで、良い意味で「人たらし」だなあと思う尊敬している企業営業職の方に、お話をお聞きしてみました。

営業妨害ですと言われてしまうかもしれませんが、「普段は、人付き合いしなくて良いならその方が良いです。」「えー?」と衝撃が走り、そう言ってしまいました。根っから人が大好きで大好きでたまらない方、なのかと思っていました。努力の賜物と、好かれるお人柄なんだなあと知りました。お仕事では、お客様に、細やかな気遣い、配慮、困っている方には迅速に連絡を取ったり、良い距離感で、お客様からも慕われて、他メーカーさんからも慕われていて、どうやったら慕われてファンになってもらえるのか、お話している中で「雑談」というキーワードが出てきました。相手に興味を持ってもらい、心を開いていただくポイントは「雑談」です。

◎ 挨拶・声かけ↓　「こんにちは」「はじめまして」「お疲れ様です」

◎ ひと言プラス↓「今日は暑いですね」「今日はどうやってこちらまでいらしたのですか」「今日は、顔色良いですね」「髪型ステキになりましたね」「昨日のお相撲すごかったですね」「ステキなお帽子ですね」話題は、相手の興味がありそうな事や、関心がありそうな事をプラスすると会話が続きますし、親近感を高めて心の距離が近くなります。

一般的な、雑談の内容です。
キ　；季節　　ド　；道楽（趣味・TV・映画・スポーツ）
ニ　；ニュース　タ　；旅
テ　；天気　　カ　；家族
ケ　；健康　　シ　；仕事
衣　；ファッション　食　；グルメ
住　；住まいや暮らし

「最近どう？」という質問は相手が困ってしまいます。また、「趣味はなんですか」と聞くより、「最近ハマっているものありますか」と尋ねると話しやすくなります。それとは逆に、聞かれた場合には、本当の趣味をお話しすると、専門的で相手もリアクションに困ることもあるので、先週末や今週末のことを話すと、専門的な趣味より相手がリアクションを取りやすい会話の内容になります。知らない話題がきても、「全然詳しくないので、教えてください」と引き出すこともできます。透析の治療に通っている患者さんには、「今日は顔色良いですね、何か良いことがあったんですか？」と、雑談を広げているというお話をお聞きしました。

第5章

◎「では、また」と、短いやり取りで失礼します。何か話をまとめなくては、とする必要はありません。さっぱり別れることで物足りない気持ちになり、またお話したくなります。

○自分のことも話してみよう

聞いてばかりだなと思った時には、少しだけ自分の話をして、すぐに相手に話のバトンを戻します。自己開示をすると、相手からも深い話を引き出しやすくなり、関係性を深めやすくなります。

人は何かをしてもらうと「お返しをしなければならない」という返報性の法則が働きます。自己開示すると相手も「そこまで話してくれるなら、自分も同じように話そうかな」という気持ちになります。

○会話が続きやすい質問をする

あまり親しくない間柄で会話を進めていくには、話が広がるような質問が効果的です。

ＹＥＳ／ＮＯでこたえられる質問は会話が終わり、続かなくなります。相手の答えから、さらにまた会話が広げられるよう質問をしていきましょう。Ｗｈａｔ（何）、Ｗｈｙ（なぜ）、Ｈｏｗ（どのように）を使った質問をして相手に自由に答えてもらいましょう。

ぜひ、挨拶の後に、もう一度、心にノックしてみてください。「あなたに興味関心があります」「あなたと仲良くなりたいです」いかに目の前の患者さんを愛していくか？愛されるか？雑談が大きなキーワードです。

説得ではなく、納得させる

治療を進めるためには、「患者さんに説明して、治療方針に沿って行動していただきたい」と考えています。自分は説明し、納得いただだいたつもりでも、相手にとっては「言いくるめられた」「無理やり同意させられた」と受け取ることがあります。「こちらが正論です。」という気持ちだったり、「こちらは間違っていません。」という気持ちで反論できないような言い方で説明すると、「押し付けられた」「押し切られた」と不快に感じ、発覚してしまったというお話しを良くお聞きします。「こちらが正論です」という伝え方は、説得です。説得することは自分軸でしか考えてない一方的な話し方のことです。

人に思うような行動をして欲しい時は、納得してもらう事です。

「納得する」とは、相手の話に共感して「なるほど」と腑に落ち、自分の意志で相手の話をとらえることです。聞き手は相手に押し付けられていないので、自らの判断ができる状態におかれています。相手軸で話しをすることで、聞き手は自分主体で相手に共感でき「納得」できます。また寄り添ってくれていると感じます。では、納得してもらう話し方は、どうしたら良いでしょうか？

説得しているあなた；私はAの治療よりも、Bの治療を絶対にお勧めします。なぜならBの方が○○という効果だからです。Bがいいですよ。


患者さん；そこまで言うのならBにしようかな。

内心は・・・Bが良さそうだけど、Aも良さそうだし。こんなに勧めるのは、なんでだろう。不安だな

納得させるあなた；○○さんにご検討いただきたいのですが、AとBという治療があります。Aは○○という特徴があります。

Bは△△という特徴があります。
○○さんは、どちらが都合よいですか？
患者さん・・なるほど。△△はBの方が良いのか。どうしようかな

納得させるあなた；一般的には、・・・です。なぜなら・・・。
私はBがおすすめです。いかがですか？

患者さん・・それならBにした方がいいな。Bにしましょう。

いかがでしょうか？　説明を言い切ってしまっていませんか？　言葉遣いでもお伝えしましたが、「いかがですか」「よろしいですか」「どう思われますか」という依頼型で最後にお伝えするようにすると、寄り添ってくれていると患者さんは思い、納得し、協力していただけます。今回は2つの選択ができる内容でしたが、1つの選択肢の治療の場合も多いです。禁止事項やお願いすることが多々ありますので、依頼型を使って寄り添い、不安なことを解消し、納得していただきましょう。

上司に意見が言えないというお悩みがありました。意見を言って説得させようと思っていたら、自分の意見を押し切るので、相当の勇気がないと言えないですね。「NO」と言われてしまうのではないかという気持ちもわいてきます。納得いただくように、相談するようにお伝えする事をおススメします。
「相談させてください。・・・・・Aは・・・・Bは・・・・私はこう思うのですが、いかがですか」
「ご報告があります。・・・・でした。それでA・・・・B・・・・私はこう思うのですが、どう思われますか」納得させる伝え方を意識してみてください。

感じの良いＮＯの伝え方

断り方一つで、「また今度誘いたい」、または、「不愉快だから二度と誘わない」と、難しいところです。誘いに対して「行きたくない」場合もあります。「行きたくない」けど「行けない」と伝えることで相手が嫌な思いをせず、良い関係を築いていけます。患者さんにも、お断りいただく機会もあります。感じの良いＮＯの伝え方を考えてみましょう。

◎丁寧に断る

・感情を伝える　↓　「残念」「行きたかった」「申し訳ない」「悔しい」「心残り」

・理由を伝える　↓　「この日は、予約がいっぱいでお取りできない状況です」「予定がありまして」

・代案を出す　↓　「明日は？」「来週は？」「来月は？」

（患者さんに断る場合）

「とても残念ですが、（感情）／　ご希望の日時のご予約がいっぱいでお取りできない状況です（理由）／〇〇日▲▲時以降、お取りできますが、いかがですか？（代案）」

（上司や目上の人に誘われた場合）

「願ってもない機会なのですが、（感情）／　終わらせなければいけない仕事があって伺えないんです（理由）／　週明けには終わると思いますが、いかがですか？（代案）」

◎はっきり断る
・理由を伝える　→「お受けできない」「休みが取れない」「忙しい」など
・気配りの言葉を伝える　→「楽しんできてください」「ご希望に答えられず申し訳ありません」

（行きたくない飲み会に誘われた時）

「なかなかタイミングが合わず参加できませんが（理由）／　楽しんできてください（気配り）」「○さんが誘ってくださっているのに、都合がつかず本当に残念すぎます。」

（お受けできない患者さんからの要望）

「できる限りご協力させていただきたいのですが、クリニックの方針で今回は、お受けできません。

（お受けできかねます）」

「お気持ちは重々わかるのですが、申し訳ありません」


いかがでしょうか？感じの良い断り方です。身に着けたいですね。

５　Ｇｏｏｄ ｂｅｔｔｅｒ ｈｏｗの伝え方を心がける

患者さんとお話をする時や、ご説明する時に心がけることは、結果（できなかった事）を言うのではなく、過程に目を向けて、「ｇｏｏｄ（満足） ｂｅｔｔｅｒ（改善） ｈｏｗ（手段）」の質問を患者さんに投げかけながら行動プランをお伝えすることが、患者さんに寄り添いながら行動を促すポイントになります。

ｇｏｏｄ（満足できたこと）を質問して、褒める
【質問】「何ができた？」「何に気づけた？」「何を知れた？」
【褒める】「できて良かった」「気づけて良かったね」「知れて良かった」
例⬇「今日は顔色いいですね」「痛みが減って良かったですね」「何か特別な事したんですか」「昨日より・・・できましたね」「良かったですね」「頑張りましたね」「嬉しいですね」

ｂｅｔｔｅｒ（改善すること）を質問する
【質問】「どう改善したい？」「まず、何ができそう？」
例⬇　「痛みを取りたいか」「リハビリができそうか」と治療方針や内容を伝える。「いかがですか」と寄り添う。

○ｈｏｗ（手段）を質問する

【質問】「まず、何ができそう？」「どのような手段で改善する？」「改善するために何か工夫したいことはある？」

例⬇「この治療は可能か」「お薬で改善しましょう」「検査は可能か」

Ｇｏｏｄ ｂｅｔｔｅｒ ｈｏｗの思考は、明確で意欲ある決断ができる思考、患者さんの最高のコーチになれる思考、協力関係になれる思考、相手も自分も幸せになれる最強な思考です。この伝え方を意識していただきたいです。

◎**患者さん対応術**

この本で学んだすべての心と表現スタイルをカタチに、対応について考えてみましょう。

朝、最初に患者さんと話す言葉は何ですか？

受付のみなさんでしたら、「おはようございます。○○○（診察券、保険証、予約表など）お持ちですか？」

看護助手のみなさんでしたら、「おはようございます。〇〇〇〇（お熱はどうですか？手指消毒お願いします。こちらへどうぞ）」

看護師のみなさんでしたら、「おはようございます。〇〇〇〇（本日はいかがされましたか？本日の体調はいかがですか？治療のご説明をしますね。今から血圧測りますね）」

臨床工学技士のみなさんでしたら、「おはようございます。〇〇〇〇（本日の体調はいかがですか？穿刺始めていきますね）」

医師のみなさんでしたら「おはようございます。〇〇〇〇（本日はいかがされましたか？今日の体調はいかがですか？）」

病院やクリニックによって話す言葉は違うと思います。ぜひ、この朝イチの、いつもの挨拶と声がけに、この本で学んだ心の持ちようと、表現スタイルを活かして対応してみてください。ぜひ、1つ目標を立ててください。そしてもう一つ、心の距離が近くなる雑談を一言加えてください。研修では、部門ごとに分かれてロールプレイングをしていただきます。先日の透析クリニック様では、受付のみなさまには、「笑顔で」「大きな声で」など各自、目標1つと雑談を実践していただきました。とても沢山の気づきがありました。最後にみなさんで感想をシェアし、受付の部門で統一の目標を立てていただきました。「臨機応変に対応する」というものでした。患者さん役の方が、耳が遠いという設定で何度も「え？」と聞き返します。患者さん役の受付の方の演技がとてもお上手で、感染症対策のパネル越しでお伝えするご苦労を日々経験しているということでした。受付リーダーの方も名演技でしたが、杖をついている患者さんが、受付へやってきました。受付の方は「こんにちは」と笑顔でしたが、なかなか患者さんは受付カウンターに辿り着きません。この場合は、待っていると「急いでください」という無言の圧力に感じるかもしれませんので、受付を離れても大丈夫なら、お迎えに介添えし、お荷物を持ってあげることは可能か、みなさんにお聞きしてみました。みなさんで考えて、「臨機応変に対応したい」という目標を立てて取り組んでいらっしゃいます。

臨床工学技士のみなさまは、患者さん役はベッドで寝ていただきます。いつも通りの挨拶に、声がけと雑談を目標に実践しながらロールプレイングをしていただきました。ベッドに寝てみて、天井を見ていて視野が狭いこと、急に覆いかぶさるように話しかけられる恐怖を感じられたそうです。特に背の高い男性の技士さんですと、圧迫感がすごいということでした。技士さんシェア後の目標は、「情の空間の取り方と距離感を心がけたい」でした。

看護師のみなさんは、ベッドの患者さんの足元から挨拶とお声がけして、目線が合わず、圧迫感を感じた事に気づいたようです。目標は、「距離感と目線の高さを意識する」でした。

第5章

看護助手のみなさんは、患者さんの目線になってみて、最初と最後に会うのは助手なので、不安を取り除くために、目標は「目線を合わせる」ということでした。

そして、いつもの挨拶と声がけプラス雑談をしてみると、スタッフ同士なので、笑ってしまったり、和気あいあいと、のびのびとお話がスムーズで心の距離が近いことを、講師の私もほっこり見させていただいております。ぜひ、患者さんとも笑い溢れる雑談で、お互い居心地の良い雰囲気を作り出していただきたいです。

いつもの朝の対応に、「目標」プラス「雑談」プラス「Good better how」の伝え方で、自分づくり、ファンづくりをしてくださいね。

※19「相手の心を動かす話し方」目標ワークへ

9　クレーム対応

◇　時代背景を知る

医療従事者のみなさまのお困り事1位にあった怒鳴る患者さん、自分勝手な患者さんの対応や、カスタマーハラスメントやモンスターペイシェントの対応に日々、ご苦労されています。患者トラブルは件数の増加と共に対応の難易度も複雑化しています。こうした患者さんに接遇で寄り添い、積極的傾聴で「言いなりに」対応することは、余計要求が大きくなり、トラブルが拡大するケースが増えています。

医療従事者のみなさまは、時代の背景を理解したうえで日々患者さんと接していく必要があります。医療現場で増加する4タイプの患者トラブルがあります。

● 認知症が疑われる患者のトラブル
● 統合失調が疑われる患者のトラブル
● 境界性パーソナリティ障害(二極志向・対人関係障害・自傷衝動的行為)が疑われる患者とのトラブル
● 双極性障害(うつ状態とそう状態を繰り返す)が疑われる患者とのトラブル

境界性パーソナリティ障害が疑われる患者さんは、高い判断力があり、自分の要求を通すためにあの手この手で要求を正当化しようとするそうです。そのほとんどが、虚言で、対応したスタッフが振り回されることが起きてしまいます。「境界性パーソナリティ障害」の特徴として、**矛盾に対する許容力の乏しさ、二分法的な認知と過度の一般化、ネガティブな認知、自分の問題と周囲の問題のすり替え、事実と解釈の混同、見捨てられることへの過敏な反応、根拠のない自己否定・罪責感、自分の基準を相手に期待、変化やチャレンジを避ける、努力は嫌なのに理想にこだわる。**

ある患者さんが看護師長に受付の２名から嫌がらせを受けているという訴えがありました。「急に出てきて驚かす嫌がらせをした」ということでした。受付２名の方は、接遇研修を受け、患者さん対応について日ごろから考えて行動していました。また最近では、向精神薬などの薬物依存やアルコール依存の患者が増えており、みなさまのリスクが高まってきています。

患者クレーマーは３つの種類に分けられます。「モンスターペイシェント」「ハードクレーマー」「クレームをつける普通の人」です。「モンスターペイシェント」は暴言暴力のリスクがあり、警察沙汰になることが多いのです。「ハードクレーマー」は自己中心的な態度で長期にわたって迷惑行為を繰り返し、現場が振り回される厄介な患者さんです。「クレームをつける普通の人」は、昔よりも寛容さがなくなり増えています。このように、クレーム増加と複雑化が混在している背景があります。

多くの医療機関は、「患者第一」を掲げています。患者第一とは、「医療のプロとして、患者さんの正当な利益のためにご自身の能力と判断を尽くすこと」で患者さんの言いなりになるという意味ではありません。時代や社会の背景を考え、どのように対応すべきでしょうか？　●接遇で寄り添った方が良いクレーム対応と、●毅然とした危機管理対応、を考えていきましょう。

❶接遇で寄り添った方が良いクレーム対応

◇　クレームとは

クレームとは、「不安」な気持ちが放置されると「不満」になります。「不満」が解決されないから「苦情」「要望」（態度や対応などを不満に思う感情的な問題）になります。「苦情」「要望」が解決されないから「クレーム」（問題解決を求める要求や請求）に変わります。

では、人はどういうときに不満を感じるのでしょうか？

自分が期待した治療や対応が提供されていないと感じた時です。

消費者4大欲求を考えてみましょう。

消費者4大欲求

1. 良い品質のものを提供して欲しい【機能・品質欲求】⇩不満　信頼が失われた時
2. 品質と見合う価格の治療や検査を設定して欲しい【経済的欲求】⇩不満　価格と見合わないと感じた時
3. 自分を大切にして欲しい【愛情欲求】⇩不満　自分を理解してもらえない時
4. 特別に扱って欲しい【尊厳欲求】⇩不満　自分が軽くあしらわれている、馬鹿にされていると感じた時

ご自身もお買い物やサービスを受けるときにお感じになる事はないでしょうか？

◇不満を育まないためにできる４大欲求

１．良い品質のものを提供して欲しい【機能・品質欲求】
⇩治療方針・検査・お薬など相手の不安を取り除くよう説明する。
２．品質と見合う価格の治療や検査を設定して欲しい【経済的欲求】
⇩治療・検査・お薬など価格をきちんとご説明し納得いただく。
３．自分を大切にして欲しい【愛情欲求】
⇩小さな事でもお気持ちに寄り添って話を聞く。
４．特別に扱って欲しい【尊厳欲求】
⇩敬意を払う。丁寧にお話を聞く。

みなさまはお忙しいと思います。そして毎日沢山の患者さんと接します。ついつい、説明不足だったり、長時間お声がけせずにいたり、そっけない態度をとっていませんか？　不満を育まないために出来る事を丁寧に実践してみてください。

◇患者さんの気持ちを考えてみましょう。

大抵の患者さんは、不安や不快や痛みや苦痛を抱えて病院にいらっしゃっています。明るく前向きではつらつとして余裕のある状態ではありません。病気の不安や今後の生活の不安、人生の不安など抱えています。そのため、憂鬱、怒り、悲しみ、絶望、怖さ、喪失感に打ちひしがれています。そのお気持ちを想像してみてください。寄り添ってみてください。

透析患者さんは、喪失感から、ご自身の生きがいや価値を見失ってしまい、生活を楽しむことができなくなり、治療放棄や鬱になる方が多いそうです。厄介な患者さん、わがままな患者さんというレッテルを貼って「あの患者さんはそういう人なんだ」と決めつけてしまう事は寄り添っていないことになります。患者さんの新たな人生を支えていく事が大切です。患者さんの心の問題に寄り添い、「○○さんと知り合えて嬉しい」「良かったね」など新たな人生の生きがいや楽しみを、スタッフの積極的な声掛けで育んで行ければ、治療と人生が前向きに変わり、結果、クレーマーを育てない環境へと導くことができます。

透析クリニックのクレーム研修で、みなさんに患者さんの気持ちを言語化していただきました。「かまってほしい」「イライラしている」「根深い不満」「別の不満」「他者へのやきもち」「自尊心が満たされていない」「一人暮らしの寂しさ」「スタッフへの甘え」「年齢と共に怒りっぽくなる」など想像してみました。その結果、臨床工学技士の2年目の方が、「患者さんに怒られた時に、どういう背景があるか、どうしたいのか冷静にお話を聞けて対応できた」とお話くださいました。患者さんのお気持ちを想像できていたからこそ、冷静に対応できました。

◇　**クレームを怖がることはありません。**ある看護師の方数名に怒鳴られたらどう対応してますか？とお聞きしたことがあります。ひたすら辛抱強くお話を伺っていると、「話をただ聞いて欲しかっただけ」なのか、「改善して欲しい」のか見えてくるとおっしゃっていました。患者さんは怒鳴ったり、わがままを主張するかもしれませんが、協力して治療を続けなければいけません。患者さんのお気持ちは、聞いて欲しいのか、改善してほしいのか？を見極めながら、医療のプロとして、ご自身の能力と判断を提供してください。

◇　**では、実際にクレームを言われた時は、どう対応しますか？**

◆**「話を優先して聞く」**
急いでいても、黙って最後まで聞く（さえぎらない）・「はい」と相づちをする。何が不満なのか、何をして欲しいのか、見極めながら聞く。
感情的になり他患者さんに迷惑がかかる場合は、別室をご案内し、対応を２名にする。言った言わないを防止するため。記録することをお勧めします。

こちらに非があった場合
◆**患者の気持ちに共感し、気分を害されたことを謝罪する。**
こちらに非がない場合、分からない場合
◆**「そうでしたか」と謝罪しない。**

第５章

◆「話を要約して確認する」何が不満なのか、何をして欲しいのか、復唱して確認する。(メモを取る)

◆「迅速な問題対処を約束する」受けた方が責任を持って対応する(確認します、お待ちください、はさらに待たせるので注意)

・すぐに回答できることや、すぐに解決できることは、その場で実行する
・すぐに回答できない場合は、その旨をはっきりと言う
・回答がわからない、確認を取りたい時は、その旨を伝える
・いつごろ回答するか伝える

こちらに非があった場合は
◆再度、謝罪をし、お辞儀してお見送りする
こちらに非がない場合、分からない場合
◆迅速に対応することをお伝えし、お見送りする
◆「必要な情報を確認し依頼する」事実確認をし、善後策を検討する。
◆「非やミスがあれば、迅速に改め正す」
「非がなければ、今後起きる可能性があるか改め正す」
◆「患者さんへ回答」 問題対処の状況を報告する。できない場合は理由をお伝えする。

◆「今後のミスを予防する」理由を明確にし、防止についてのマニュアルやフローを作成し現場に徹底する。

接遇で寄り添った方が良いクレーム対応です。

患者さんの不安や不満を理解し、寄り添い、納得と満足いただける治療を目指して頂きたいと思います。まずは、受けた方が対応します。それでも、「上司を出せ」と言われた場合は、直属の上司に対応いただきます。小さいクリニックでは多いのですが、ちょっとしたクレームでも院長（最終決定権者）が対応するというお話をお聞きします。院長や最終決定権者は、何段階か経て、最後の最終手段として対応します。まずは、受けた方が、それでもご理解いただけない場合は、上司で対応します。

それでも患者さんの言い分や要求が不当・悪質である場合は、途中から危機管理的な対応に切り替え、毅然とした危機管理クレーム対応が必要です。

毅然とした危機管理クレーム対応

◇リミットセッティングで病院と自分と仲間を守る

躊躇せず、強い気持ちを持って、「リミットセッティング」（限界設定）の対応を心がけてください。できないことはできない、許されないことは許されない、という姿勢で、相手の言葉に反応しないことが大切です。

自分の要求を通そうと、あの手この手で要求を変えてエスカレートし、こじれてしまうというお話を聞くことがあります。また、対応した医療従事者のみなさまが、体調を崩したり、精神的に病んでしまう方が増えてきています。病院を守る、自分を守る、仲間を守るために「リミットセッティング」は大切です。

理不尽な要求や迷惑行為を繰り返す患者さんには、係争時を想定して「正当な事由」を記録します。患者さんのパーソナルな情報を分析します。治療歴や、睡眠薬などの薬物依存があるか？認知症ではないか？暴力の前歴がないか？家庭内のもめ事や仕事の問題がないかなど調べて分析します。そして準備します。他院の紹介準備、自治体や保健所の関連部署に診察継続が難しいことの報告をし、通報があっても対応できるよう準備します。また、地域病院との連携や、警察にアドバイスを求めて暴力対策や危機管理体制を強化するという準備も必要です。「当院の診療方針と院内ルールなどの誓約書」を作成し、話し合いの準備を進めます。

そして患者さんに対しては、それが迷惑行為であり、大きな迷惑を被っており、信頼関係がすでに壊れているため、診察は継続できないとお伝えします。悪質なクレームには危機管理対応を徹底して、病院、ご自身、仲間を守る事が第一です。クレーム対応は、誰にでも起こることです。前もって正しい知識と準備があなたを助けます。自分だったらとイメージして準備しましょう。

◇「モンスターペイシェント」の対処方法

・ルールを徹底する　患者さんの言い分や要求が不当・悪質である場合や、迷惑行為がみられる場合は、途中から危機管理的な対応に切り替える。

・窓口を決めて一本化する　このような人たち相手だと時間がかかり通常業務ができなくなります。組織的な対応と知らせることにもなるので、専任の担当者を決めて周知します。

・外来で職員が怒鳴られていたら複数で対応する　近くの職員は専任担当者へ連絡します。そしてすぐに駆け寄り専任担当者が来るまで、なるべく多くの人数で対応し、相手が弱く孤立していて怒鳴りやすい状況から、大声を出しにくい状況を作ります。

・安易な約束やいい加減な言葉は口にしない　「前向きに検討します」というような、期待させる回答は問題になる可能性があります。

・対等に毅然と交渉する　患者だからとへりくだる必要がなく、また戦うような対決姿勢でもなく、対等に冷静に毅然と話すことが大切です。

・全職員にこの患者の迷惑行為と、対応策を周知する　このような患者は同じことを繰り返す傾向にありますので、再発時の対応含め他の科にも情報共有することが大切です。
様々な本が出版されていますので、対応事例を知ることや、いつでも起こりうることなので、院内で対応策をお考えいただきたいと思います。

◇　ロールプレイングで心構えと準備をする
実際に研修では、ロールプレイングで対応を練習し、心の準備していただいています。

ロールプレイング：患者さん役の相手とご自身が担当役で対応してみてください。

練習するのとしないのとでは、心構えが変わってきます。ぜひ、イメージしてやってみてください。


設定1（ちょっと担当変わってよと怒鳴られた）みなさんならどう対応しますか？
・「どうしましたか？」「お話をお聞かせいただけませんか」
（患者）「さっきから痛いのよ・・・・」現場で多い理由を患者さん役は、怒鳴ってみてください。

医療従事者のみなさまはお優しいので出来る方は少ないですが、相手の練習と思って演技にご協力ください。
・自分に非があった場合「不快な思いをさせてしまい、大変申し訳ございません。
・「○○、▲▲で担当を変えたいというご希望ですね。」

（患者）「変わってよ」

・「ただいま別のスタッフを呼んで参りますので、お待ちください。失礼します」

・「別のスタッフを連れて参りました。○○さんに代わってもらいます。大変申し訳ございませんでした。失礼します。」

・後で落ち着いた時に、対応スタッフに、「対応していただきありがとうございました。患者さん、その後どうでしたか？」代わってくれたスタッフにお礼と必要な情報を確認する。

・「非やミスがあれば、迅速に改め正す」

「非がなければ、今後起きる可能性があるか改め正す」

・お帰りの時や次にお見えになる時に「大変申し訳ございませんでした。今度は痛みがないように、サポートさせてください（改善策を伝える）」など、お声がけを積極的に取る。

・「今後のミスを予防する」理由を明確にし、防止についてのマニュアルやフローを作成し現場に徹底する。

こちらは、１例です。ご自身なら、病院ならどう対応するか？ぜひ話し合ったり、想像して対応をお考えいただきたいと思います。

接遇で寄り添った方が良いクレーム対応と、毅然とした危機管理対応を理解し、病院、ご自身、仲間を守るクレーム対応を目指して行っていただきたいです。そして、時代と共にクレームも変化していきます。情報のアンテナを張っていきたいと思います。

※20 「クレーム対応」 目標ワークへ

10 部下の聞く姿勢・上司の伝え方 ハラスメント基礎知識

流行語大賞1989年「セクハラ」という言葉が生まれました。現在は50種類以上のハラスメントがあるそうです。「女性だから早く結婚した方が良い」「女性は家庭を支えるものだ」など男らしさや女らしさを強要する「ジェンダーハラスメント・ジェンハラ」。「ラブハラ」「カスタマーハラスメント・カスハラ」「テレワークハラスメント・テレハラ」「ハラスメントハラスメント・ハラハラ」などがあります。このような職場のハラスメントですが、中小企業も2022年4月からハラスメント防止対策が施行され、クリニックや病院も対象となり、事業主は、措置を講ずる義務が課されました。この機会に、ハラスメントの正しい知識と、自分と部下を守る伝え方、自分を守る聞く姿勢について考えてみました。

価値観の違い・ジェネレーションギャップを理解しましょう。

▼時代の変化を理解する

◆高度経済成長時代⬇ 売上向上給与アップと昇進が確実な企業戦士時代

自己抑制のフタ（自分の欲求・好み・考えにフタをして抑え込み他の人より働くことが求められてきた）

◆バブル崩壊⬇　売上低下&コスト削減&業務の合理化&リストラ&給与アップ&昇進が見込めない時代
自己抑制のフタが消滅

◆ゆとり世代⬇　競争心もなく、仕事と自分の人生のバランスを保っている
自己抑制のフタを持ち続けている上司会社のプレッシャーをまともに受けうつ病になり、30－40代自殺者の増加

◆このご時世⬇　ハラスメントという言葉が生まれ、防止対策強化
自己抑制のフタが消滅し、
◇上司や会社の指示も大事&自分の気持ちやプライベートも大事
◇自分の気持ちを率直に表現できるようになってきた
◇コミュニケーション不足
◇怒られ叱られ慣れしていない

いかがですか？「高度経済成長時代」の企業戦士時代を経てきた管理職や上司は、見て覚えろ、仕事優先、根性、という仕事の姿勢です。現代の若いみなさんは、マニュアルで教えて欲しい、

自分の時間が仕事より大切、リスクなく安定的に過ごしたい、という姿勢です。時代の背景が違うみなさんが、チームを組み治療を進めるうえで、ジェネレーションギャップを感じることが多々、おありだと思います。このような時代背景を理解する事が大切です。

▼価値観の相違を理解する・・・相手の価値観を認める

上司は経験の積み重ねによって確固たる価値観があります。そして、部下は自分自身の今までの人生で築いてきた価値観があります。一人一人、大切にしている価値観は違います。

残念なことに、自分の価値観が世の中のスタンダード（普通・一般的）と思いこんでしまいます。「普通はこうだよ」「これが常識だよ」と言い、自分が正しい、相手は劣っているという思い込みを、無意識にしてしまいます。自分の価値観をないがしろにされたり、相手の価値観を押し付けられると、相手に対して怒りや悲しみ、反発心といった感情に支配され、反撃や無視をして、またそれが相手の怒りや悲しみといった負のループにつながります。

自分自身の価値観を理解し、怒りをコントロールし、相手の価値観を受け入れることが、重要です。

ハラスメント・グレーゾーン・正しい指導 を理解する

◎ 自己流の間違った解釈

自分を守るための、間違った自己流の解釈がはびこっています。

▽**強制するとパワハラになる**

▽**相手がパワハラと思えばパワハラになる**

これは間違いです。厚生労働省が２０１２年に発表した定義の解説の中で、「業務上必要で、かつ適正な範囲を超えない指示、注意、指導等は、たとえ相手が不満を感じたりしてもパワーハラスメントにならない」とあります。相手から言われたことは、業務の適正な範囲の事か、そうでないかで判断しなければなりません。指摘され、腹が立ったり、自尊心が傷付けられたと感じて、「それってパワハラです」と主張する事は、業務の範囲内の指導であればパワハラになりません。逆に正しい指導をハラスメントと決めつける、「ハラスメントハラスメント」になってしまいます。

◎ パワハラ・グレーゾーン・正しい指導とは

厚生労働省「職場でのハラスメントの防止に向けて」資料より

・身体的な攻撃（暴行・傷害）叩く、殴る、蹴るなどの暴行を受ける。丸めたポスターで叩く。

・精神的な攻撃（脅迫・名誉棄損・侮辱・ひどい暴言）

同僚の前で叱責される。他の職員を宛先に含めてメールで罵倒される。必要以上に長時間にわたり、繰り返し執拗に叱る。

・人間関係からの切り離し（隔離・仲間外し・無視）

1人だけ別室に席をうつされる。強制的に自宅待機を命じられる。送別会に出席させない。

・過大な要求（業務上明らかに不要なことや遂行不可能なことを強制、仕事の妨害）

新人で仕事のやり方がわからないのに、他の人の仕事まで押し付けられて同僚はみな先に帰ってしまった。

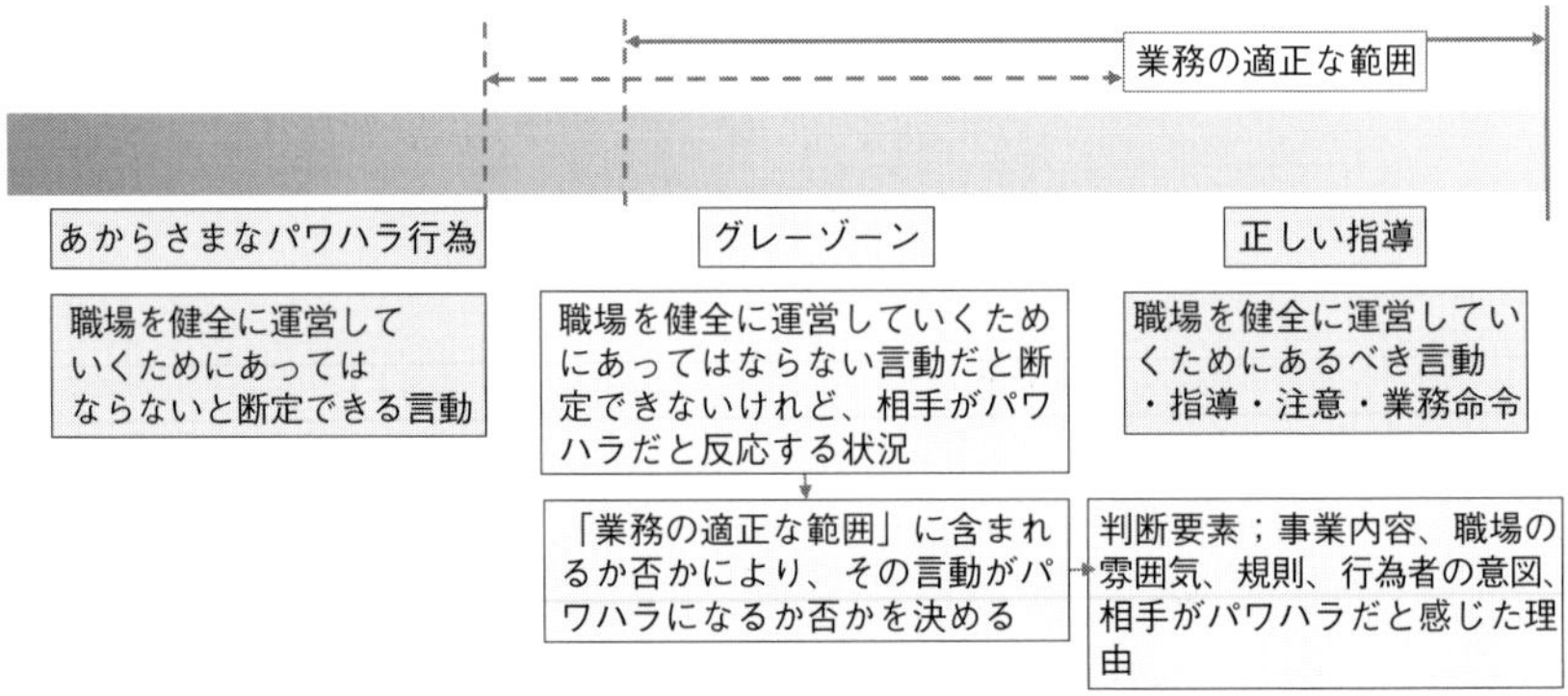
業務の適正な範囲
あからさまなパワハラ行為
グレーゾーン
正しい指導
職場を健全に運営していくためにあってはならないと断定できる言動
職場を健全に運営していくためにあってはならない言動だと断定できないけれど、相手がパワハラだと反応する状況
職場を健全に運営していくためにあるべき言動・指導・注意・業務命令
「業務の適正な範囲」に含まれるか否かにより、その言動がパワハラになるか否かを決める
判断要素；事業内容、職場の雰囲気、規則、行為者の意図、相手がパワハラだと感じた理由

・過小な要求（業務上の合理性がなく、能力と経験とかけ離れた程度の低い仕事を命じることや仕事を与えない事）
・個の侵害（私的なことに過度に立ち入る事）交際相手について執拗に問われる。妻に対する悪口を言われる。

厚生労働省「職場でのハラスメントの防止に向けて」資料より

グレーゾーンは、あからさまなパワハラ行為と断定できないけれど、相手が「パワハラ」と反応する状況です。「業務の適正な範囲」か、どうかでその言動がパワハラになるかどうか決めます。そして、判断要素は、事業内容、職場の雰囲気、規則、行為者の意図、相手がパワハラと感じた理由を考えます。

正しい指導は、職場を健全に運営していくための「指導」「注意」「業務命令」です。これは正しい指導なのか？どうなのか？判断していきましょう。

自分を守る聞く姿勢のポイント

自分を守る聞く姿勢は、「素直さ」「誠実さ」「責任感」を持って指導やアドバイスを受けることです。

素直さ

・話を素直に聞けること
・その通りに行動すること
・学びたいという気持ち
・感謝の気持ち

誠実さ

・嘘をつかない
・隠さず報告する
・真面目に取り組む
・信頼関係の構築

責任感

・業務を最後まで遂行する
・時間に遅れない

現在とても増えている「ハラスメントハラスメント」。「素直さ」「誠実さ」「責任感」をお持ちであれば、「ハラスメントハラスメント」は起きません。

いくつか事例をみてみましょう。

「ハラスメントハラスメント」とは、正当な指導を不快に思い「パワハラ」と言うハラスメントです。

いくつか事例をみてみましょう。

◇上司にミスを指摘され修正するよう指示されたとき
「課長、それってパワハラですよ、私を脅すんですか？」

「脅すんですか？」は相手を脅迫している事になります。

「言われた通りにやったんですけど」指示通りのミスでもこのような言い方は素直さ・誠実さ・責任感がない言い方なので控えたいですね。

◇部下の方が上司よりも年上の場合やキャリアが長い場合、上司への暴言や侮辱的な発言によってハラハラの事案がとても多いです。

◇わからないから質問しているのに上司に「自分で調べてから聞いたら？」と言われた。「パワハラです」、それはどうでしょうか？　「自分が教えるのは簡単だけど、成長しないからあえて言った」のであれば、正しい指導です。「気に入らないから」と突っぱねて言うのであればパワハラになります。

◇命を預かる現場でとっさに注意、「指導するときに語気が強くなってしまう」場合はどうでしょうか？「いつもいつも語気が強い」伝え方をしていると、とハラスメントになってしまいます。「強く言ってしまったね」とフォローすれば正しい指導です。

このように、正しい指導なのか？判断します。上司や先輩は、あなたに、「**3年後、5年後、成長して欲しい」という思いで言いにくいことをお伝えしてくれます。**あなたが3年後、5年後、困っても良いと思えば、何も指導しないでしょう。その方が簡単です。でも、あなたが困らないように、一人前に成長して欲しい思いで、「どう伝えたらよいか」悩みに悩んで伝えています。部下を持っている方は共感していただけると思います。あなたのことを思い伝えてくれているという感謝を持って、「素直さ」「誠実さ」「責任感」を持って聞く姿勢を持ちましょう。ぜひ、聞く姿勢で自分づくりをしていって欲しいです。

自分と部下を守る　伝え方のポイント

▽部下に関心を持つ

▽パワハラと感じさせない伝え方

・叱ると怒るの違いを考える

叱る・・・教育的な指導　　怒る・・・感情的に腹をたてる

アンガーコントロール

・あなたの成長を応援したい気持ちで、結果（できなかった事）を言うのではなく、過程に目を向けて、「ｇｏｏｄ（満足）ｂｅｔｔｅｒ（改善）ｈｏｗ（手段）の質問を投げかけて行動プランを考えさせ、宣言してもらう。

■自分と部下を守る　伝え方のポイント

good （満足できたこと） を質問して、 褒める・共感する	【質問】 「何ができた？」 「何に気づけた？」 「何を学んだ？」 【褒める・共感する】 「できて良かった」 「気づけて良かったね」 「学べて良かった」
better （改善すること） を質問する	【質問】 「どう改善したい？」 「まず、何ができそう？」
how （手段） を質問する	【質問】 「まず、何ができそう？」 「どのような手段で改善する？」 「改善するために何か工夫したいことはある？」

考えさせて宣言させる。自信と自尊心の心を養いながら、「考えて行動できる人」へと成長を促すコーチングです。自分も成長する上で、この思考を習慣にしていきたいですね。

感情コントロールをする

職場の悩みの1位は人間関係です。「どのように接したらよいか」「どのように心を落ち着かせたらよいか？」、感情コントロールをお勧めします。P202のセルフマネジメントの感情コントロールをお読みください。

※21 「部下の聞く姿勢・上司の伝え方 ハラスメント基礎知識」 目標ワークへ

第6章

存在力のある人の「セルフマネジメント」

1　5Sリスクマネジメント

医療現場での安全管理はいかがですか？　命を扱う医療機器がある検査や治療の場所、患者さんの待合室、沢山の個人情報や院内システムが集まっているクラークや機械室、院内には安全な環境を提供し、管理しなければなりません。みなさんは、廊下にゴミが落ちていたら拾いますか？「お掃除の方の仕事だから、あとで拾ってくれるはず」と拾わないですか？　「患者さんが踏んですべったら？」「感染予防のためにもすぐに拾わなくては」とすぐに拾ってゴミ箱に捨てますか？共有の机や棚は整理整頓されていますか？　受付周りにペタペタと個人情報のわかる連絡先など張っていませんか？院内のパソコンのデスクトップのファイルは整理整頓され、データーが漏れないよう、対策を取っていますか？私たちの周りには、危険が隣り合わせという事を自覚しましょう。

すぐにできる、5Sとは、

・整理・・・・要らないものを捨て使いやすいように仕分けし、しまう。
・整頓・・・・必要な時に必要なものがすぐに使えるようにする。
・清掃・・・・常に身の回りを清掃して職場をきれいにする。
・清潔・・・・上記の整理・整頓・清掃（3S）を繰り返し、汚れのない職場状況を維持している事。
・習慣・・・・決められた手順やルールを守る事。

バックヤードも、患者さんがいらっしゃる場所も、常に清潔に、安全に５Ｓを実行していきましょう。

リスクマネジメント（危機が発生する前の活動）について話し合う習慣を持っていただきたいのです。「リスクがあるから気を付けていること」「リスクを回避できたこと」「失敗した事」など、研修では話し合っていただきます。受付のみなさんですと、デスク回り、引出しの中の整理整頓や、ファイルできれいに仕分けすること、個人情報は目の付かないところへしまう習慣、カウンターにはモノを置かない、高齢の方にわかりにくい掲示をしない、など、考えていただきました。患者さんの動線を観察する事も大切です。ぜひ、お勤めの病院でどんなリスクマネジメントが出来るか、すでに指針があれば確認することをおススメいたします。

研修先のクリニック様は、老朽化が進んだ建物で５Ｓに関心がない状況でした。研修後に、事務長主導のもと、休憩するスタッフルームの壁紙の張り替えと床の剥離を業者に依頼し、圧迫感のあったパーテーションや、テーブル、高さの合っていない椅子を捨て、あちこちにあった本や書類を分類し、一か所に収納して、部屋のレイアウトを変えました。トラック１台分、不用品を捨てたとおっしゃっていました。カフェテーブルとイスを個別に置き、感染症対策も取り、お洒落なカウンター棚には、お弁当や私物を入れる個別の引出しを置き、また、観葉植物を置き、みなさんが明るい部屋で休憩を取れるようご尽力されていました。その後、みなさんも自主的に意識し、テーブルの上には何も置かず、清潔で心地よい空間を維持されています。患者さんが目につく場所に気づけるようになり、天井の黒ずみを掃除したり、トイレをリフォーム依頼したと、ご報告がありました。何より一番良かったことは、患者さんが「変わったね」「きれいになったね」と喜んでくださったという事でした。患者さんはみなさんの取り組みを良く見ています。安全で居心地の良い環境づくりや心がけをお届けしたいですね。

2　教わり方・聞く姿勢

教わり方のポイントです。特に新人のみなさんは、覚えてください。感じの良い教わり方です。

・教わるときは相手の都合を考えて
・感謝の気持ちを忘れない
・何度も同じことを聞かない
・安易に質問しない
・質問するときはまとめて聞く

□メモの取り方
・記憶に残すため　↓メモを取る、この姿勢はビジネスで大切
・相手の言ったことを大切に扱っていると表現するため

「メモを取りながらお聞きしてもよろしいですか？」

相手が気持ちよく教えてくれます。

□聞く姿勢のポイントです。ハラスメントのところでもお伝えしました。
「素直さ」「誠実さ」「責任感」を持って聞きます。あなたのために指導やアドバイスの言葉をプレゼントしてくれています。ぜひ、この3つを心がけてくださいね。

「素直さ」
・話を素直に聞けること
・その通りに行動すること
・学びたいという気持ち

「誠実さ」
・感謝の気持ち
・嘘をつかない

・隠さず報告する
・真面目に取り組む
・信頼関係の構築
「責任感」
・業務を最後まで遂行する
・時間に遅れない
・業務を成功させるために努力する

3　謝り方

あなたに成長して欲しいという気持ちで、言いにくいことをあなたのために言ってくれています。聞く姿勢「素直さ」「誠実さ」「責任感」を持って、謝りましょう。

◎叱られた時　素直に謝り、感謝の言葉を伝えましょう

「申し訳ありませんでした。
ご指摘いただきありがとうございます」

第6章

◎プラス　今後何を改善するかを伝える

4　報告・連絡・相談

【報告】

「〜の件で報告があります」「〜の件について、報告いたします」

◇通常の担当業務や指示された業務などについて、その経過や結果を、部下から上司（あるいは後輩から先輩）へ知らせること

◇業務の進捗状況、業務完了報告、ミスやトラブルの報告など

【報告の仕方】

・結果、結論を先に言う。そのあとに詳細な経過や原因を説明する。
・悪い結果ほどすぐに報告する。ミス、トラブル、新たな問題が生じたときは言い出しにくいが、最悪の事態を避けられるのですぐに報告する。
・内容は事実を正確に報告し、個人的な意見と区別し聞かれたら話す。

・忙しい上司に報告するにはタイミングが大切。1～2分よろしいですか？と結論だけ口頭でお伝えし、改めて報告書を提出する方法もある。

【連絡】

「おはようございます。○○です。大変申し訳ありませんが、本日体調不良のためお休みさせていただきます。ご迷惑をおかけして申し訳ありませんが、どうぞよろしくお願いいたします。」「～の件ですが、変更がありますので連絡いたします」

◇事実や決定事項などを、関係者に周知すること（自分の意見や憶測は不要です）

◇勤怠の連絡、総務部や人事部などから社員への周知事項など

【連絡の仕方】

・仕事をスムーズに進めるために同僚のヨコのつながりに対して意思を統一する上で必要。連絡も報告も同じだが、状況が変わったら都度連絡する。

・短時間の離席であっても声をかける。「○○へ行ってきます」「ただいま戻りました」

第6章

【相談】

「お時間のある時で結構ですので、相談に乗っていただけないでしょうか」

◇判断に迷ったり、自分の考えを聞いてもらいたい時になどに、上司や先輩に判断を仰いだりアドバイスをもらうこと

◇問題点、仕事上の悩み、判断を仰ぎたい事項など

【相談の仕方】

・何を相談したいのか、何に困っているのか、どうしたいのか、自分の考えをまとめて明確にする。

・何も調べず、分からないからというのでは相談になりません。状況を把握して整理して、対応策を考えたうえで相談することがポイントです。

・相談するときは相手の都合を考え、アドバイスを受けたら報告も忘れずに。

5　効率的に

▽仕事からムダ・ムラ・ムリをなくしましょう。　効率的に。

目的とは、「実現を目指すこと・ゴール」です。目標とは、「目的を実現するためにやらなくてはいけないこと」です。手段とは、目的実現のための「目標の道具、手立て」です。目的実行するためにどれが目的実現に向けて有効か?、時間的コスト、金銭的コストを考えて優先順位を付けます。「これを実現するためには何をすればいいか」目標を洗い出します。手段「〇〇する」「△△する」と明確になったら、手順や進め方を確認します。後ほど、目標管理のところでお伝えしますが、「ｇｏｏｄ ｂｅｔｔｅｒ ｈｏｗ思考」や、「ＯＯＤＡウーダーループ」で実行します。また、ご自身の目的意識が事前にあり、計画を立てて、丁寧に時間がかけられるなら、「ＰＤＣＡサイクル」で実行します。

私たちが、時々やってしまうことですが、目的を遂行するための手段が目的になってしまう事をムダと言います。気を付けたいですね。

・この作業は本当に必要ですか?
・この作業の順番はこの通りで良いですか?
・この作業はあなたでないとダメですか?
・この作業はまとめて作業できませんか?

・この作業はこの場所でないとダメですか？
・この作業を変更するとどんな障害が考えられますか？

医療従事者のみなさんの大きな目的は「患者さんの治療」です。その目的に向かって個々の患者さんに、今必要な治療を段階的に提供します。実際の治療から、スタッフ間での情報共有、医療消耗品、薬品の発注など業務は多岐にわたります。その業務一つ一つに、目的、手段を明確にし、計画的に動きたいと思います。「これやっておいてください」と目先の手段が終わったら終わりではありません。この作業の目的は何か？次にすることは何だろう？と常に考えながら、行動していきたいですね。

手段が目的と目標に到達できない場合は、無理になります。達成できるような具体的な目標設定をし直し、手段を考え直して行動します。

研修では、研修最後に、学んだことの目標宣言をしていただいているのですが、「信頼してもらえる人になりたい」「思いやりのある人になりたい」という宣言を良くお聞きします。これは目的です。「そのために接遇で何をしますか？」と手段を質問します。手段がふわっとしている方には明確にする事をおススメしています。「こんな目的（ゴールやビジョン）を持って／信頼していただける人になりたい　を持って」プラス「そのために○○をする／そのために明るい挨拶と声がけをする」、と宣言していただいています。目的と手段を明確にして、行動すること、手段が目的にならないよう、効率良く考えて行動したいですね。

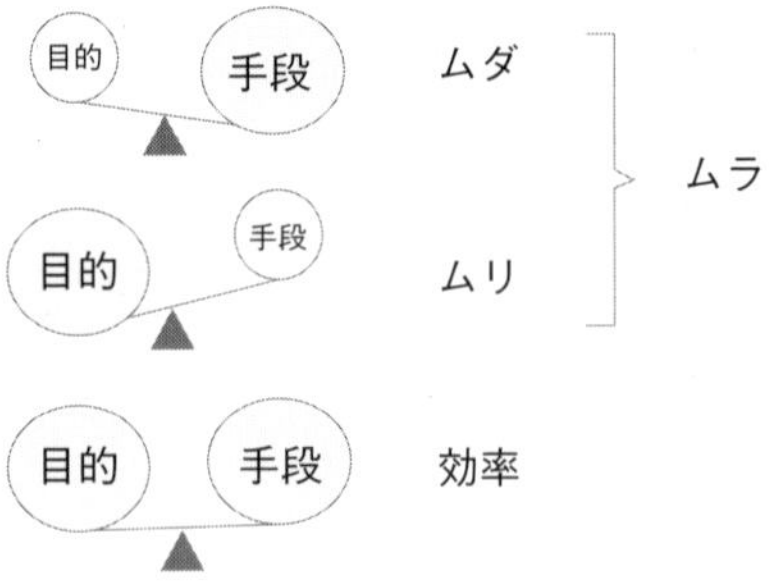

5W3Hで仕事を進めよう

What（用件）　何を最初にしなければならないか。次に何をすべきか。
When（期日・時間）　いつまでに仕事を終わらせるか。
Where（場所）　どこから情報を集めるか。どこに行くか。
Why（目的・理由）　なぜこの仕事をするのか。なぜ一番先にこれを優先するのか。

Who（自分・協力者）　だれがこの仕事に関係してるか。だれに相談するか。
How（方法・手順）　どんなふうにこの仕事を仕上げるか。
How much（量）　どれくらいやればいいのか。
How many（費用）　いくらかかるか。

効率的に仕事をする上で、情報を伝達したり、情報を整理する時にとても大切な考え方です。電話対応時、文章を書くとき、業務や企画の目的を進めるときに役に立ちます。

6　目標管理をして目的を遂行する

目的を遂行するための目標と手段を明確にするうえで、目標に法則があります。この法則を基に目標設定をしてみてください。

目標設定「SMARTの法則」

・Specific（具体的に）
・Measurable（測定可能な）
・Achievable（達成可能な）
・Relevant（関連性のある）
・Time-bound（期限がある）

◎Ｇｏｏｄ ｂｅｔｔｅｒ ｈｏｗの思考で、成長する

結果（できなかった事）を言うのではなく、過程に目を向けて、「ｇｏｏｄ（満足）ｂｅｔｔｅｒ（改善）ｈｏｗ（手段）」の質問を自分に投げかけて行動プランを考える。

Ｇｏｏｄ（満足できたこと）を自問して、自分を褒める
【質問】「何ができた？」「何に気づけた？」「何を学んだ？」
【褒める】「できて良かった」「気づけて良かったね」「学べて良かった」

ｂｅｔｔｅｒ（改善すること）を自問する
【質問】「どう改善したい？」「まず、何ができそう？」

ｈｏｗ（手段）を自問する
【質問】「まず、何ができそう？」「どのような手段で改善する？」「改善するために何か工夫したいことはある？」

Ｇｏｏｄ ｂｅｔｔｅｒ ｈｏｗの思考は、明確で意欲ある決断ができる思考、自分自身が最高のコーチになれる思考、相手も自分も幸せになれる最強な思考です。

◎ＯＯＤＡウーダーループですぐに対応する

Ｏｂｓｅｒｖｅ（観察）　相手をじっくり観察し、理解する。今何が求められているか考える。

Ｏｒｉｅｎｔ（状況判断・方針決定）　今の状況を判断し、方向性を決める。

Ｄｅｃｉｄｅ（意思決定）　どう行動するか具体的な実行計画を決定する。

Ａｃｔｉｏｎ（行動・改善）　意思決定された実行計画に基づいて行動を起こす。

成功が見込まれない場合は、またＯｂｓｅｒｖｅ（観察）に戻ってＯＯＤＡループを繰り返す。


空の上で戦うパイロットのために編み出された戦術と言われています。現状を観察分析してから意思決定し、行動に移すので、目まぐるしく状況が変化していく現場に適していると言われています。医療現場では、指示する方、指示を受ける方、通常の業務、業務の準備と、目まぐるしい業務を進めていくためにも、この方法を意識していきたいですね。

◎ＰＤＣＡサイクルでじっくり対応する

Ｐｌａｎ（計画）　目標の設定と、目標達成のための具体的な行動計画を策定する
Ｄｏ（実行）　行動計画を実行し、その効果を測定する
Ｃｈｅｃｋ（評価）　目標（計画）と実績の差異を把握し、実践した行動の評価・分析を行う
Ａｃｔ（改善）　課題や問題点についての改善や対策を行い、次の「ＰＬＡＮ」へ反映させる

大きい規模でＰＤＣＡを回していくと、目標が大きすぎて達成につながりにくくなります。小さい規模で、ＰＤＣＡを回すことで効率よく改善していくことが出来ます。

ご自身個人の目的達成のための目標管理、チームとしての目標管理、患者さんと共有する目標管理と様々な状況や案件があります。ご自身の状況や案件によって、使い分けることが出来る目標管理をいくつかあげてみました。ぜひ、お役に立てていただきたいです。

7　優先順位と時間管理

◆優先順位

タスクを４つに分類して優先順位を決めます。最優先は、命に係わる緊急で重要な第１領域です。次に、緊急だけど、重要でない事が、第３領域です。緊急でないけど重要な事が第２領域です。第２領域と第３領域、ここの選択が大切と言われています。あとは緊急でなく、重要でない事、第４領域です。

優先順位を決める上で、大切な事は第２領域と第３領域の優先順位の決め方です。目先の業務で患者さんの安全予防や人間関係づくりが疎かになると、人的ミスが起こってしまうかもしれません。上司からの指示が多く、第３領域を優先し、やりかけの仕事が増え本来の業務の見通しが立たないという事もあります。管理する上司も、優先すべき指示の順位づけが大切になります。

ご自身で、またチーム内で、この件はどこの領域に当てはまるか書き出し、優先順位をつけることをおススメします。経験と知識で判断できるようになっていきます。不安な方は、判断ができる上司に、優先順位の付け方のアドバイスをもらえると良いですね。

◆時間管理

目的を持って、業務を進めていくうえで、また社会人として知っておいていただきたい時間管理です。

第1領域ばかり意識すると↓

結果；ストレスがたまる・燃え尽きる・危機管理・火消しに奔走する

時間マトリックス

	緊急	緊急でない
重要	第1領域 ・危機への対応 ・差し迫った問題 ・期限のある仕事	第2領域 ・予防、目標達成能力を高める活動 ・人間関係づくり ・新しい機会を見つけること ・準備や計画 ・心身をリラックスさせること
重要でない	第3領域 ・飛び込みの用事、多くの電話 ・多くのメールや報告書 ・多くの会議 ・無意味な接待や付き合い ・期限のある催し物	第4領域 ・取るに足らない仕事、雑用 ・多くのメール ・多くの電話 ・暇つぶし ・快楽だけを追求する遊び

第3領域ばかり意識すると↓
結果；短期的な視野に陥る・危機管理・八方美人に見られる・目標や計画を無意味に感じる・周りに振り回され、被害者意識を強くする・人間関係が浅くなり、壊れることがある

第4領域ばかり意識すると↓
結果；無責任な生き方・仕事を解雇される・他者や社会に依存して生きる

第2領域を意識すると↓
ビジョン、視点・バランス・規律・コントロール・危機が少なくなる

みなさんは、どの領域に多く時間を取られているでしょうか？

大切なことは、スケジュールに優先順位をつけることではなく、優先すべきことをスケジュールにすることです。そのためには1週間単位で計画するやり方が最適です。

第2領域に基づいて1週間の計画を立てる

・役割を明確にする：重要な役割を紙に書いて明確にする（家族、仕事、コミュニティ）
・目標設定：1週間で達成したい重要な成果を目標として書き込む
・スケジューリング：1週間のスケジュールに組み込んでいく
・1日単位の調整：第2領域を中心にした1週間の計画を立てていれば、毎日の計画はその日の用事の優先順位を決めるだけで、予定外の出来事への対応や人との約束、有意義な経験に対応でき、調整もできます。

第2領域のパラダイム（物の見方）
第2領域のパラダイムを理解し、自分の内面に根付かせれば緊急度ではなく、重要度レンズを通して物事を見られるようになります。自分の外にあるものの力に頼らず自分の力で自分の人生を効果的にマネジメントできるようになります。人生が大きくかわりますね。楽しみです。

8　セルフモチベーション

アメリカの心理学者フレデリック・ハーズバーグはモチベーションとは何かという論文で、二要因理論（動機付け・衛生理論）を発表しました。

職務満足の動機付け要因（満足要因）は、達成、承認、仕事そのもの、責任、昇進、成長の可能性などといった要因です。

【達成】↓苦労して山を登って山頂までたどり着いた時の感覚、その時の達成感をまた味わうために苦労して、また登りたい気持ち

【承認】↓他者から認められること、いい仕事をして称賛されて頑張ろうと思う気持ち

【仕事そのもの】↓自分の仕事が楽しい、面白いと思える、誰かの役に立っているという気持ち

【責任】↓重要な仕事を担当している責任感が足る気の根源になる気持ち

【昇進】↓単に給与や部下が増えるのではなく、昇進は気持ちの変化を引き起こし、より一層積極的になる気持ち

第6章

【成長】→自分が成長したという実感を持てる気持ち

職務不満足の衛生要因（不満足要因）は、会社の政策と経営、監督技術、給与、対人関係、作業条件などといった要因です。

ハーズバーグは、不満足の根源となっている環境を改善、向上したとしても、不満足度は解消されるものの、**それ以上にやる気や満足度がアップすることはないと提唱しています。**

給与が低い、働き方条件、苦手な上司や部下、などの不満を改善しても、やる気が上がることがないという結果です。自分の心の動機づけが、モチベーションを上げるか下げるかの要因です。

＜モチベーションアップを実現するためのポイント＞

・自立性・・・自立した個人として自由に仕事ができる環境が重要

やらされている感じ〈他責思考・指示待ち人間〉ではなく、自らやっている感じを持てるかが重要

・マスタリー（熟達）・・・プロ意識、スペシャリスト志向を理想とする

価値を見出せることに対して自ら積極的にかかわって成し遂げたり、極めたいという向上心を持つ

・目的・・・社会や世の中といったものを見据えた、より視野の広い大きな目的を持つ

・褒める・・・寝る前に、自分を褒める　できたことを褒める「頑張っているぞ、私」

研修で、みなさんのやる気の原動力はなんですか、と質問してみました。「いい子症候群」「ゼロリスク思考」の若者が増えている中で、若いみなさんがどう答えるか楽しみでした。かっこいい自分になりたい（成長）・完璧な良い仕事ができたこと（仕事そのものと成長）・認められた時（承認）・できるようになった（成長）・感謝を言われた（達成）という答えが返ってきました。家族の為、お金の為、という回答もありましたが、全くないとは言い切れませんが、自分の中で湧き出てくる動機を知るだけで、自分の喜びはここだと言える事は自信にもなりますし、しんどい時にこそ、そこに向かって努力できます。大手医療企業の営業第一線でご活躍の方2名にお聞きしたところ、「上司に文句を言われないようにするため」がモチベーションだったと、笑っておっしゃっていました。人一倍の成長や、お客様からの承認や達成がないと、第一線でご活躍できないと思います。ご自身での内から喜びを感じる原動力で自分づくりをしていきましょう。

9　ストレスマネジメント

ストレスと上手な付き合い方を考え、適度に休息して体調を整えることが大切です。ぜひ、その時間を確保し投資してください。

・リラックスタイムを作る
・心から楽しめる趣味を持つ
・時々環境を変える
・体を動かす習慣を持つ

行動は不安を消去してくれます。

ある看護師の方と雑談をしていた中で、サーフィンをしたくて房総に引っ越してきて、こちらのクリニックに勤務されているというお話でした。命を預かる現場での勤務のストレスもあり、海で癒されるという感覚があり、ＯＮとＯＦＦを心がけているそうです。私も疲れてしんどいと家族に話すと、父に「土に触ることが良いよ」と教えてもらいました。調べてみると、土の中のバクテリアに、脳内神経伝達物質の幸せホルモン・セロトニンを増やす効果があることを知り、園芸療法という言葉を初めて知りました。医療企業の研修で2年目から5年目のみなさんは、「車の中で大声で歌う」「寝るに限る」「アウトドア」「飲みに行く」など、ご自身のストレス解消法を教えてくださいました。ぜひ、自分を労わる時間と、不安から離れる時間を確保してください。

10　感情コントロール

苦手な患者さん、苦手な職員に「どう接したらよいか」「どう心を落ち着かせたらよいか」日々、悩んでいらっしゃると思います。少しでも心が楽になるよう4つのポイントをお伝えします。

他責思考だと苦しくなる。幸せになる自責思考へ

みなさんは、与えられた仕事さえしていれば良いと思っていますか？それとも、自分のクリニックだからプロ意識を持って仕事をしたいと思っていますか？

前者の他責思考をお持ちですと、緊急事態やトラブルがあった時、「誰かやってくれるだろう」「みんなやらないなら、自分もしなくて良い」「出しゃばって怒られたくない」という気持ちになります。それでも対応しなくてはいけなくなります。そうすると「なんで私だけがやらなければならないの？」「私の仕事でないからやりたくない」という事になります。「なんでわたしが」という不満の気持ちや怒りの気持ちに支配されます。

また、「あの人はわがままだから嫌」「あの上司は苦手」という時、「あの人に、なんでそんな風に言われなきゃいけないの」と怒りの気持ちや関わりたくないと拒絶の気持ちに支配されるかもしれません。

第6章

　では、後者の自責思考をお持ちだとどうでしょうか？　自責とは、自分を責めて惨めな気持ちになることではなく、自分にも責任の一端があるのではないかと考え直すということです。「私が何か悪かったかな」「わたしが何かできたかな」と考えることです。緊急事態やトラブル時に、「わたしのクリニック、プロとして何ができるか」考えて行動できるようになります。経営目線や管理職目線の広い視野で、成長のチャンスが得られます。物事の本質を理解できるようになります。周囲と連携し、助け合いができるようになります。ご自身の心もやる気が上がり、幸福度が増します。

「あの患者さんあんな言い方で苦手だけど、不安なのかもしれない」「苦手な上司だけど、何か悪かったかな、何ができたか聞いてみよう」と、どう接したら良いか、自責思考だと改善策が見えてきます。

「わたしは、受付のプロ」「私は看護助手のプロ」と、有資格者でなくても、そのクリニックや病院では、プロです。有資格者は、日が浅くても立派なプロです。「私のクリニック」という自責思考を持って、幸福度ＵＰでイキイキとお仕事していただきたいです。

自己肯定感で折れない心を

自己肯定感が低くなると、「過去の失敗へのこだわりやトラウマ」「他人との比較や劣等感」から、「自分はダメだ」という思考になり調子が悪くなります。失敗を恐れて行動できなくなります。人の評価が気になって動けなくなります。プレッシャーやストレスからさらに、自分を責めます。「こうすべきだ」「これしなきゃ、でもできない」と辛いトンネルに入り出口が見えない状況になります。

「ダメだって良いじゃない」「嫌いな自分だって素晴らしいじゃない」「完璧にできなくたって頑張ったんだからすごいじゃない」とありのままの好きな自分も嫌いな自分も受け入れて認めることができたら、心が救われると思いませんか。「3章の真の接遇力とは」の所でもお伝えしましたが、人間の心の潜在意識の中には、ありのままの自分でいたいという感情を持っています。自分を苦しめているのは自分です。頑張っています。ぜひ自分に優しくなって欲しいです。すぐにできることを3つお伝えします。

・起こりうる最悪のことを考え、受け入れて、改善することを決めておく

何に不安を感じているか、何に恐れを感じているか書き出して、それが起こったとイメージして受け入れます。受け入れてどうなるか書き出します。真の安らぎは、最悪を受け入れることでやってくると言われています。そして、その後どう行動するかイメージし、考えます。事前に決めておきます。不安でいることは集中力や決断力が欠如します。前もってシュミレーションして

第6章

おくことで不安や恐れから解放されたり、心配していたことが少し小さなことに感じるかもしれません。

「仲間外れが怖い」「嫌われることが怖い」から、人の目を気にしてしまう、雰囲気が悪くなることを恐れて発言できない、と感じている。本当にそうなってしまったらとイメージする。嫌われたら、「通勤が憂鬱」「話す人がいなくて雰囲気が最悪」「疎外感で一人になる居場所を見つける」「それでも業務はしっかりと頑張る」「私の価値は変わらない」「職場を一歩離れたらわたしはわたし」「誠実に対応していればだれか理解してくれるはず」と考えると少し恐怖心が薄れ気持ちが落ち着いてきます。どう改善するか、落ち着いていろいろなアイデアが出るようになってきます。「何があっても誠実に対応する」いかがでしょうか？辛いかもしれませんが、ご自分の恐れを知っておくことだけでも一歩進めたこと、とても素晴らしい1歩です。

・セルフハグ　8秒ハグをするだけで、セロトニン（心の安らぎ）、エンドルフィン（脳内モルヒネ）、オキシトシン（愛情や精神安心感のホルモン）3大神経伝達物質が分泌され、幸福感、自己肯定感が高まります。「わたしありがとう」という気持ちを込めて、自分で自分をハグしてあげましょう。自分でハグをして自分の腕をさすりましょう。

看取り看護で、ハグを取り入れているお話をサイコネフロロジー学会で拝聴しました。家族が順番に添い寝してハグしたり、家族みんなでハグ写真を撮ったり、心温まる感動的なお話でした。ハグには幸福度を上げる効果があります。寝る前に自分を抱きしめてください。家族に抱きしめてもらってください。家族を抱きしめてあげてください。

・仕事のデスクやロッカーに好きなものを置く　仕事や人間関係でしんどいと思った時に、職場の個人デスクや個人ロッカーを見て、大好きなアイテムが目に入ってきたら、自分らしくいようという安心な気持ちに回復しませんか？家族の変顔の写真や、趣味のアイテム、落ち着く香りの物や、手触りのよいものなど、五感から癒されたり安心したり、ウキウキするものを置いてみてください。「大丈夫、大丈夫」「楽しい、楽しい」と唱えて気持ちを回復してみましょう。

しんどい時、そうでない時も、日ごろから自己肯定感を高めて、何かトラブルがあっても折れない心を育んでいきましょう。

リフレーミング力　メガネをかけ替えよう

苦手な人に対して、苦手意識や嫌悪感を持つと、嫌な所ばかり目につくようになります。それでも接しないといけません。また、指導する上で何を考えているかわからない部下に、「どう接したらよいか」わからない時があります。リフレーミングをおススメします。相手を変えることはできません。あなたの「視点を変える」ことです。

わたしたちは、「自分の主観メガネ」で人や物事を見ます。自分の価値観やビジョンを大切にした「自分軸」で「人生の主人公」として生きています。ずっと信じてきたことや、かたくなに信じているお気に入りのメガネを、頻繁にかけたがります。自分が大切にしている価値観だからです。例えば、「相手に敬意を払う事を大切にしている、敬語を使うべき」「挨拶は大切、挨拶をするべき」「上司の役割は部下を鍛えること、ダメ出ししてでも言うべき」「報連相は連携するために大切、絶対すべき」この大切にしているお気に入りのメガネをみなさん、それぞれお持ちです。たくさん持っている方もいます。して欲しくないことを目の前でしていることを目撃します。お気に入りのメガネをかけ、自分の大切な事を踏みにじられて、ないがしろにされたという嫌悪感に支配されます。「馴れ馴れしくてやめて欲しい」「社会人なのに挨拶できないなんて」「鍛えているのに、その態度は」「チームの事考えてないなんて」怒りもこみ上げてきます。

大切なメガネは大切に取っておいて、「相手軸」のメガネにかけ直してみてください。
今かけているメガネは、良い影響を与えていますか？悪い影響を与えていますか？苦手意識や嫌悪感や怒りの悪い影響があるなら、「相手軸」のメガネにかけ直しましょう。

かけ直すと、全然違う視野が開けてきます。さっきまで見ていたことが、全然違うとらえ方で見れるようになります。「敬語を使わないのは、親しみを込めた表現なのかな？」「挨拶しないのは、恥ずかしいのかな、わたしから挨拶して声がけしてみよう。」「上司の役割は部下が働きやすい幸せな環境にすることだな」「報連相の大切さを教えてあげよう。君が困っていないかと思っていることを伝えよう」いかがですか？少し気持ちが楽になってきますね。

「べき論」評論家にも気を付けたいです。自分のメガネで、自分の考えを、相手に押し付けていることになります。お互い幸せではありません。

相手はどんなメガネなのか？自分と違うどんなメガネなのか、興味関心が持てます。どんなに考えや大切にしていることが違っていても。「I'm OK you are OK」私も正しいし、あなたも正しいという気持ちで、「相手に接して」「心を落ち着かせて」ください。

人生がぐっと楽になります。

コップに半分の水が入っています。「半分しか入ってない」「半分も入っている」どちらのメガネを選ぶか、人生が楽になる方を選んでください。

こんな方がいたら、どんなメガネをかけますか？相手軸のメガネをかけたいですね。

いい加減な人　⬇　おおらか、こだわらない、寛大
偉そうな人　⬇　物知り、堂々としている
怒りっぽい人　⬇　感受性豊か、情熱的、正義感が強い
落ち込みやすい　⬇　真面目に考える、謙虚、深く物事を考える
変わっている人　⬇　味のある、個性的、独創的
気が弱い人　⬇　慎重、用心深い、人を大切にする
きつい感じの人　⬇　凛とした、シャープな感性、威厳のある
馴れ馴れしい人　⬇　物おじしない、人付き合いが上手、溶け込みやすい

アンガーコントロール　怒りは人を愚かにする

怒りは人を愚かにします。判断を鈍らせて、働きの鈍った思考でしか反応できなくなります。そして、決まって後から悔やむことになります。「人のせいにするな」「信じてがんばって来たのに裏切られた」「理不尽だ」など人間関係の怒りもあれば、自分のミスから負の下降スパイラルに飲み込まれ、上手くいかずにイライラし自分に悪態をつき、怒った後は、落ち込んでしまう。誰

しも経験がおありだと思います。感情的に反応することは仕方のないことではなく、自分でコントロールできます。多くのプロアスリートがアンガーマネジメントを取り入れています。医療現場もアスリートと同じように、怒りの感情に支配され、誤った判断をすることは、できません。怒りによって集中できない、くじけてしまう、嫌になってしまう事を避けるために、後で取り返しのつかないことになり、悔やむ前に、アンガーコントロールをしていきたいですね。

▽6秒カウント法

怒りを感じるような状況に対面した時、心の中で「1．2．3．4．5．6」とカウントすることで意識を怒りの感情からそらすことができます。後で後悔しないためにも、その場を一瞬離れるか、6秒カウントで怒りの感情をコントロールできるようになります。

▽自分を落ち着かせる言葉を唱える(コーピングマントラ法)

怒りを感じる状況に陥った際に、あらかじめ自分が落ち着かせるよう用意した言葉を繰り返し心の中で唱える手法です。「落ち着いて」「しょうがない」「怒っても無駄」「まあいっか」自分が唱えやすい言葉を繰り返し唱えます。

▽怒りの感情を10段階で記録し、傾向を分析（アンガーログ）
・怒った日時、・場所、・怒る原因となった出来事、・その時の自分の言動を記録し、10.段階で怒りの感情度合いを記録する。自分がどのようなことで強い怒りを感じるか自信の怒りの傾向を知る。
＜アンガーログの点数の目安＞
1〜3．イライラする程度、少し経てば忘れることができる程度
4〜6．ある程度時間が経過しても思い出していら立ちがよみがえるくらいの怒り
7〜9．頭に血が上り、瞬間的に冷静さを失うくらいの怒り
10．絶対に許すことができないレベルの怒り

研修後の感想をお聞きすると、穏やかそうな方も、かっとなって部下に言ってしまうという方も、ほとんどの方がイライラしたら、その場から離れて落ち着こうと思いますとおっしゃっていました。ベテランの方も部下の前で気を付けますと宣言していらっしゃいました。研修を通して、ざっくばらんに話し合い、気づきあい、研修でお伺いするたびに、良い雰囲気に変わってきました。みなさんが気を付けようと意識しているからだと思います。患者さんもその雰囲気の伝染で、怒鳴る事やクレームを言う方が減ったというお話をお聞きしました。ストレスが多い時代です。意識してアンガーコントロール、感情コントロールをして、心豊かに自分づくり、ファンづくりしていきたいですね。

11　健康管理　疲労の防止は心労の防止

不安や悩みの原因の1つは疲れと言われています。疲れは不安や悩みを増やします。疲れる前に休む、仮眠する、リラックスすることを意識しましょう。緊張状態から解放する時間を作りましょう。

※22「セルフマネージメント」目標ワークへ

感情コントロール、「ご自分の心を落ち着かせる方法」「苦手な相手にどう接したら良いか」知ることが出来ました。仕事で最高のパフォーマンスをするためにとても大切な事です。ご自分をマネジメントして、医療のプロとして、あなたらしいパフォーマンスが発揮できるよう取り組んでください。**自分を大切に、自分を幸せに、相手を大切に、相手を幸せに**

第7章

なりたい自分に近づく
接遇セルフブランディング

1　なりたい自分に近づく挑戦

目指すべき最高の医療のプロはあなた自身です。※5※22まで、自分づくりとファンづくりの方法に気づけました。気づきがチャンスの機会を生み出します。目指す方法のイメージをしっかり持てました。

※1～※4では、あなたらしさや患者さんや職員と共有したい価値観を考えました。今後の人生において道しるべとして指針となります。学び、気づけることを増やしてください。

・今日は何を学べたかな
・自分にとって、今日の出来はどうだったかな
・今日覚えておきたいことは
・最後まで夢中になっていたかな
・自分で変わったと思うところは
・今日の成果は
・今日いちばん苦しかった決断は
・今日どこに集中してたかな
・やり直したいところを1つ挙げるとすればなにかな
・今日を教訓に継に向けてどんな準備ができるかな

第7章

あなたが思い描いている「なりたい自分」が最高のあなただからです。途中、最高の結果でも最悪の結果でも必ず学べることがあり、気づきがあります。気づきはチャンスです。この本を手に取り、読んだ、それだけでも、学びと気づきの成長がありました。
※5〜※22の目標を、手段を用いて実践してください。

2　なりたい自分に近づく自己紹介

※4「VISION未来像」・「共有したい価値観や夢」を考えようワークで、どんななりたいあなたの「VISION未来像」「共有したい価値観や夢」をお書きになりましたか？　「夢は叶う」と信じることで実現されます。この信念が思いと行動を結びつけます。まだ生かしきれていない豊富な能力を持っています。それを見つけて引き出すこと、そのありかに気づき、上達できる可能性を見つけたなら、これまでの思い込みは消え、どんなことでも実現できます。

研修では、研修の最後に、「わたしは何者か？・」自己紹介していただきます。ご自身もわたしはこんな人とご自身のブランドや価値を明確にでき、この指針を持ってイキイキと仕事ができます。

3　もっと簡単に「キャッチコピー」

先ほどの、自己紹介を、もっと簡単に、初めての患者さんや初めて会う職員にする場面で使える「キャッチコピー」をお考え下さい。

「幸せな職場をつくるみなさんのサポーター⚽」

で、「笑顔溢れる」接遇ブランディング講師、川崎藍です。

わたしは、印象と、共有したい価値をキャッチコピーにしてみました。

「優しい」看護師○○です、「△△さん、ほっこりした時間」を過ごしましょう。

「楽しくサポートしたい」「元気な」臨床工学技士の○○です。

「安心感が半端ない」助手の○○です、「気軽に何でもおしゃべりしましょうね」

「安心できるクリニックを目指しています」「頼りがいのある」受付事務の○○です。

こんなキャッチーな自己紹介をしていただいたら、笑顔になります。また会いたくなります。

※1　人間関係の悩み分析・コミュニケーションで良かった事分析
あなたの悩みは？
良かった事は？
※2　また会いたい人の特徴は？
※3　病院のブランディングを考えてみよう
①　あなたの病院はどういう病院？どういう印象？強みは何ですか？
②患者さんが あなたの病院を選ぶ理由は？
③病院に対して　どういう印象を求めているか？
※４【未来像；VISION】（クリニック）（あなた）はどんな印象になりたいですか？
（あなた）
【患者さんと共有する夢や価値観はなんですか？】
まとめ自己紹介；
わたしは　（自分の印象）　×（職種）　で、
（あなたの未来像）　ビジョンを持って、
（こんな価値）接遇で　を提供する人です。
簡単にキャッチコピー；
わたしは（自分の印象）　×（職種）（名前）です。
どちらか（あなたの未来像）
どちらか（こんな価値）　です。

※5.「思いやりスタイル」スキルの強い点、弱い点、改善点　ワークへ	
強い点	
弱い点	
改善点	
※6.「真の接遇力」	※15.「電話対応」
※7.「印象」	※16.「ビジネス文書」
※8.「身だしなみ」	※17.「傾聴」
※9.「姿勢態度」	※18.「伝え方」
※10.「表情」	※18.「伝え方」
※11.「挨拶」	※19.「相手の心を動かす話し方」
※12.「好感のある声」	※20.「クレーム対応」
※13.「所作」	※21.「部下の聞く姿勢・上司の伝え方　ハラスメント基礎知識」
※14.「言葉遣い」	※22.「セルフマネージメント」

第7章

自己紹介；

わたしは

【自分の印象※７】　　【　　　　】

【職種】　　【　　　　】で、

【あなたの未来像※４】　　【　　　　】ビジョンを持って、

【こんな価値※４】　　【　　　　】提供する人です。

キャッチコピー；

【印象】　　【　　　　】

【職種・名前】　　【　　　　】です。

【未来像・価値※４】　　【　　　　】いきたい・しましょう・です。

※「敬語力チェックシート回答

問題1；下記の下線部分の言葉を敬語で表現してみましょう。【　　　　　　】に記入してみましょう。

1. 私が透析室に行きます。【伺います。】
2. 師長はなんと言いましたか。【おっしゃいましたか。】
3. 私は患者さんにこのように言いました。【申しました。】
4. お食事はもう食べましたか？【召し上がりましたか。】
5. 私は昼食をこれから食べます。【いただきます】
6. ご家族の方は何もする必要はございません。【なさる】
7. すべて私どもがします。【いたします。】
8. 先輩は何時までいますか？【いらっしゃいますか。】
9. Aさんのご家族に会いました。【お会いしました。】
10. 先輩はあのカルテを見ましたか？【ご覧になりましたか？】
11. 私はそのカルテを見ました。【拝見しました。】
12. 患者さんの家族が来ました。【いらっしゃいました。】
13. 患者さんの家族から着替えをもらいました。【いただきました。お預かりしました。】
14. あちらの看護師に尋ねてください。【お訪ねください。】
15. 検査の時間が変更になったことは知っていますか？【ご存知ですか？】

問題2：下記の【　　　　】にクッション言葉を記入してみましょう。

1. 例）用紙への記入をお願いしたい
【恐れ入りますが・お手数おかけしますが】こちらの用紙にご記入ください。

2. 例）こちらに来てもらいたい
【ご足労をおかけしますが・お手数おかけしますが】○○クリニックまでお越し頂けますでしょうか。

3. 例）名前を聞きたい
【差し支えなければ・恐れ入りますが】お名前をうかがってもよろしいでしょうか？

4. 例）確認したいことが2点ある
【恐れ入りますが】2点確認させて頂けますでしょうか？

5. 例）至急申し込みして欲しい
【申し上げにくいのですが】申し込みの期限が本日までとなっております。早めのご確認をお願い致します。

謝辞

本書を最後までお読みいただき、誠にありがとうございます。

読みながら、気づき、考え、何ができるか、どうしたらよいか、考えるその取り組みに感謝申し上げます。

「気づくこと」これが全ての幸せへのスタートです。

気づきの種まきをさせていただきました。気づきの種を、愛おしい気持ちで水を注ぎ、大切に育み、あなたづくりを固め、さらに成長し、台風や日照りにも負けず、そして、通いたくなるような美味しい果実を実らせ、覆い茂った葉で人々を癒し、なくてはならない圧倒的な樹木へと成長し、種を広げ、幸せを広げ、自分も周りも幸せになる、あなたじゃなきゃダメという存在に、あなたはなると確信しております。

もし可能なら、あなたの気づきをお聞きしたいです。ぜひ、聞かせてください。

お役に立てることがわたしの喜びと幸せです。

改めてみなさまにお礼を申し上げます。ありがとうございます。本来であれば、ここで、お世話になった方のお名前をあげて謝辞をお伝えするところですが、お会いした時に、直接、心を込めてお伝えしたいと思います。

幸せな医療を　患者さんへ　職場へ　地域へ　世界へ

参考文献

・『透析ケア２０００年冬増刊　第６巻第１４号』　株式会社メディカ出版　２０００年１２月１５日
・荒巻基文『Ｐｅｒｆｅｃｔビジネスコミュニケーション　超実践！これで仕事の達人になれる』　産業能率大学出版部２００９年
・Ｒ・ネルソン＝ジョーンズ『思いやりの人間関係のスキル　一人でできるトレーニング』誠信書房　１９９３年
・デールカーネギ『道は開ける』株式会社新潮社　２０１４年
・清水建二『ビジネスに効く　表情の作り方』　２０１７年
・大平哲也　『笑いと心身医療』　第３２回日本サイコネフロロジー学会
・西田元彦　『笑いの健康学』シンプリブックス　２０２２年

・尾内康彦『続・患者トラブルを解決する技術』株式会社日経ＢＰ　２０１８年
・鈴木瑞穂『現場で役立つ！セクハラ・パワハラと言わせない部下指導』日本経済新聞出版社　２０１６年
・ピア・ニールソン『ゴルフ　ビジョン５４の哲学 楽しみながら上達する２２章』　株式会社筑摩書房　２０１３年
・ビジネス実務研究会『知っておきたいビジネスマナー』新日本法規出版株式会社　１９９９年
・スティーブン・Ｒ・コヴィー　『完訳　７つの習慣　３０周年記念版』キングベアー社　２０２０年
・金間大介　『モチベーションの科学』創生社　２０１５年
・松本久良『基礎からわかる経営組』」産業能率大学出版部　２０１５年
・松本洋『自責社員と他責社員』幻冬社　２０１２年

・中島輝『自己肯定感の教科書』ＳＢクリエィブ　２０１９年
・小林嘉男『職場を幸せにするメガネ』小林嘉男　サンクチュアリ出版　２０１９年

川崎　藍（かわさき　あい）

接遇ブランディング/医療接遇ブランディング　専門家
株式会社ユニバーサルメディカル　取締役
医療接遇ブランディング研修
透析クリニック2施設様コンサルタント契約・透析クリニック2施設様研修・内科クリニック様zoom研修・レディースクリニック様事前評価、研修、研修後面談、印象力UPメイク講座・医療法人グループ1年目研修、新人研修、クレーム対応研修他
接遇ブランディング研修
医療企業メーカー様継続契約、2-5年目研修、新人研修・医療企業メーカー様研修・医療企業2社様継続契約・医療企業ハラスメント研修他
「幸せな医療を地域へ世界へ」という理念を掲げ、販売からアフターケア、人材育成をご提供しています。父　川崎忠行（日本臨床工学技士会名誉会長・臨床工学国際推進財団会長）と共に「透析業界への貢献」というビジョンを持ち、「痒いところに手が届く」ような「困ってたんだよね、助かるよ」と言ってもらえる活動を進行中です。

本書の感想や、あなたの気づき、やってみたこと、自己紹介など、ぜひ教えてください。「＃接遇セルフブランディング」をつけて、TwitterやInstagram、Facebookに投稿してください

医療従事者のための　接遇セルフブランディング

ファンづくりの方法教えます！　定価　3,520円（本体3,200円＋税10％）

2023年　3月10日　初版発行

著　　者　川崎　藍
発 行 者　河田　昭公
発 行 所　合同会社クリニコ出版
〒101-0051 東京都千代田区神田神保町2丁目14番地
朝日神保町プラザ
Tel：03-5357-1133
Fax：03-5357-1155
https://www.clinica-pub.com/
制　　作　KSt
カバーデザイン　鈴木敏行
イラスト制作　早坂あやき
印刷　シナノ書籍印刷株式会社

ISBN 978-4-910396-31-6　C3047 ¥3200E